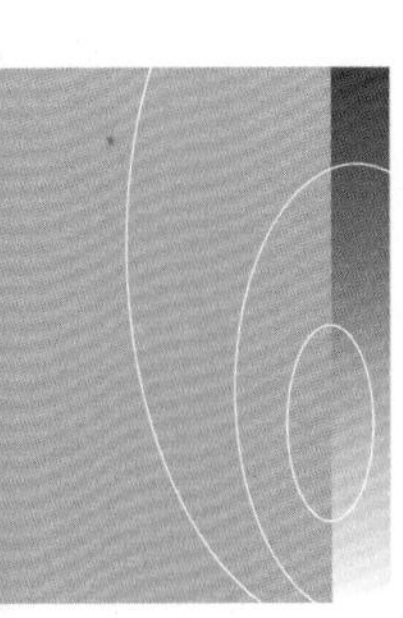

耳穴诊疗入门

主　编：刘继洪

副主编：李秀君　周庆玲

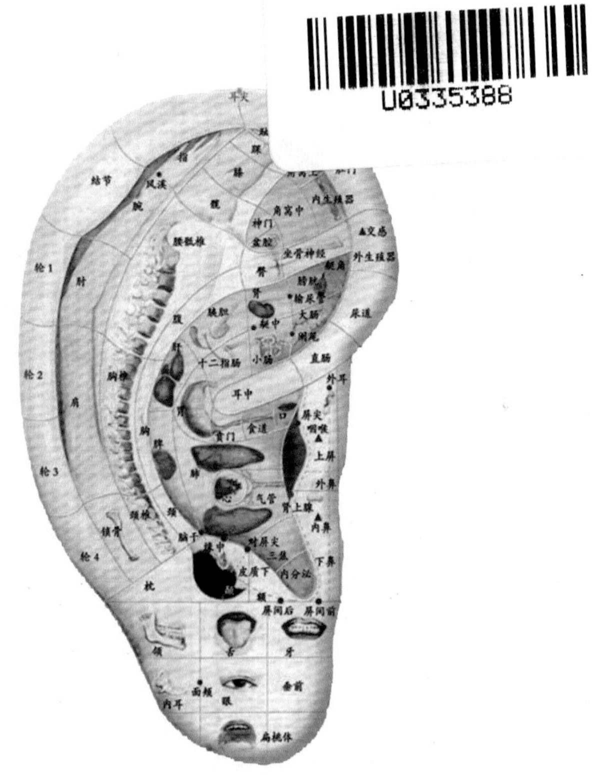

中国中医药出版社

·北　京·

图书在版编目（CIP）数据

耳穴诊疗入门 / 刘继洪主编．—北京：中国中医药出版社，2020.11（2025.5 重印）

ISBN 978-7-5132-6070-1

Ⅰ．①耳…　Ⅱ．①刘…　Ⅲ．①耳-穴位疗法　Ⅳ．①R454.4

中国版本图书馆 CIP 数据核字（2020）第 006296 号

中国中医药出版社出版

北京经济技术开发区科创十三街 31 号院二区 8 号楼

邮政编码　100176

传真　010-64405721

东港股份有限公司印刷

各地新华书店经销

开本 710×1000　1/16　印张 13　字数 184 千字

2020 年 11 月第 1 版　2025 年 5 月第 7 次印刷

书号　ISBN 978-7-5132-6070-1

定价　68.00 元

网址　www.cptcm.com

服务热线　010-64405510

购书热线　010-89535836

维权打假　010-64405753

微信服务号　zgzyycbs

微商城网址　https://kdt.im/LIdUGr

官方微博　http://e.weibo.com/cptcm

天猫旗舰店网址　https://zgzyycbs.tmall.com

如有印装质量问题请与本社出版部联系（010-64405510）

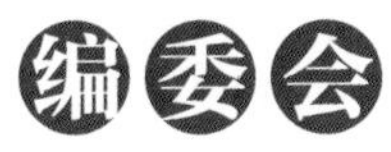

内容提要

本书适用于耳穴初学者，分四个章节和附录五个部分，四个章节分别是第一章耳穴诊疗法概述、第二章国家标准耳穴名称与定位、第三章耳穴诊疗总论和第四章耳穴诊疗临床应用，附录收录了《中医治未病技术操作规范 耳穴》等多个附件资料供读者延伸学习参考。第一章主要对耳穴诊疗的定义、渊源与发展、特点和理论依据进行概述介绍；第二章以《中华人民共和国国家标准耳穴名称与定位》（GB/T13734—2008）为基础，通过真人耳部彩图介绍国家标准耳穴名称与定位，对于穴位的功能采用联想记忆法和歌诀的形式学习，方便初学者记忆；第三章耳穴诊疗总论的内容除繁从简只介绍了常用的诊断、治疗方法；第四章耳穴诊疗临床应用上，不仅给出了取穴建议，而且详细介绍了取穴依据，注重初学者临床学习思维的建立。附录部分收录了多篇有代表性的文章，分别从耳穴标准化操作、中西医结合“桥梁”、中医机制探讨、专家经验等方面进行，开拓初学者视野，提高学习兴趣和动力。

全书注重耳穴初学者和爱好者的接受程度，由浅入深，既通俗易懂，又生动形象，同时启发思维，是耳穴初学者的基础入门教材。

编写说明

耳郭不是一个孤立的器官，它和全身经络及五脏六腑都有着密切的联系，人体各个器官组织在耳郭有相应的反应点，称为耳穴。通过观察耳穴表面、压痛及电测等反应可以判断身体健康、疾病状况，经常刺激耳郭的这些穴位，还能通经活络，调理脏腑，达到防病、治病的目的，因此耳穴既能诊断，又能治疗及养生保健，称为耳穴诊疗法。近年来，由于国家对中医药和非药物疗法的大力提倡，耳穴诊疗法这种非药物绿色疗法，越来越受到临床工作人员的青睐和重视。

《耳穴诊疗入门》第一版作为“时代珍传”内部培训教材于 2018 年 8 月第一次印刷 3000 本，主要在全国有关医疗机构的耳穴初学者中推广使用，在将近一年的时间里，专家老师们就第一版提出了一些宝贵意见，临床应用的医务人员也反馈了很多宝贵意见，因此，在编委会成员几个月的不懈努力、通力合作下，2019 年 7 月完成了《耳穴诊疗入门》第二版的修订任务。

《耳穴诊疗入门》第二版印制了 3000 本，是在第一版的基础上进行了精简和补充，更注重了国家标准耳穴名称与定位的基础教学，内容和表达形式都有所增加；增加了耳郭基本标志线的内容，对于穴位定位、功能主治的描述更加详细，能够让初学者更牢固地掌握耳穴国家标准的内容，为以后的学习延伸夯实基础；关于耳穴治疗各论的内容，删减了部分疾病，但更注重取穴依据，旨在提升自主配穴能力，更利于初学者的学习。

《耳穴诊疗入门》第二版修订稿交中国中医药出版社正式出版，得到了学术部主任王秋华等编辑的重视和反复校正。同时，在本书附录中，我们加入了佛山市中医院承担的国家中医药管理局中医药标准化项目《中医治未病技术操作规范 耳穴》（SATCM—2015—BZ389）及广东省自然科学基金项目《家兔急慢性胃炎模型耳穴超微结构变化与疾病进程的实验研究》（2015A030313830）部分最新研究成果，也是期望对初学者有一定的启迪和帮助。

最后，对参与编写此书的编委会成员及工作人员表示衷心感谢，作为从事耳穴诊疗近30年的中青年耳穴人，特别感谢刘士佩、王正、李秀君、吴先佛、王和见等20世纪为中国耳穴事业勤奋钻研、不断进取而做出贡献的老前辈们，他们对耳穴事业的执着情怀、无私奉献深深地感动着我们，老一辈人艰苦朴素、求真务实的优良作风，引领着我们共同促进中国耳穴事业的发展、更好地为人民群众服务！因编者水平有限，在此过程中，难免有疏漏错误之处，请提出宝贵意见，以便再版时修订提高。

主编：刘继洪

2020年4月6日

（作者刘继洪现为中国针灸学会耳穴诊治专业委员会副主任委员、中华中医药学会外治分会副主任委员、广东省针灸学会耳穴专业委员会主任委员，佛山市中医院治未病中心主任医师、广州中医药大学教授、中西医结合临床博士研究生导师）

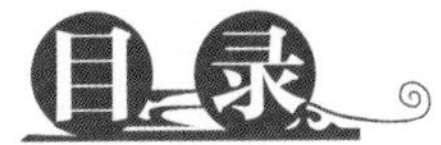

第一章

耳穴诊疗法概述

第一节　耳穴诊疗法的定义

耳穴是耳郭皮肤表面与人体脏腑经络、组织器官、四肢百骸相互沟通的部位，耳郭上能反映机体生理功能和病理变化的部位统称为耳穴。

耳穴诊断是指人体内脏、躯体某些部位发生病变时，根据耳郭相应区域出现的各种阳性反应（变形、变色、脱屑、丘疹、血管变化、压痛敏感及皮肤电特性的变化等）来辅助诊断疾病的方法。

耳穴疗法是指在耳郭相应穴位上用针刺、贴压、注射、割治、贴膏等方法进行刺激以达治疗、预防疾病作用的一种外治方法。

第二节　耳穴诊疗的渊源与发展

一、耳穴诊疗的起源与早期应用

耳穴诊疗作为一种源远流长的医学疗法，在国内和国外都有悠久的历史。

我国最早于 1973 年文物考古工作者在湖南长沙马王堆三号汉墓出土的帛书《足臂十一脉灸经》和《阴阳十一脉灸经》中就记有与上肢、眼、颊、咽喉相联系的“耳脉”。在以后出现的《黄帝内经》中不仅将“耳脉”发展成为手少阳三焦经，而且还对耳与经络、脏腑及人体各部位的生理、

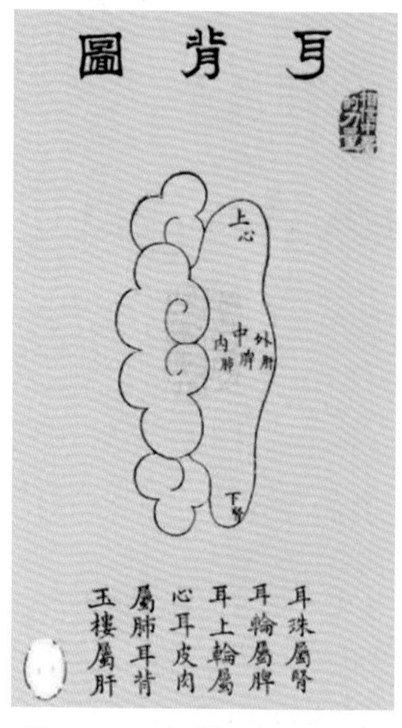

图 1–1　1888 年清代医家张振鋆提出耳背分属五脏图

病理关系都有比较详细的记载。如《灵枢·邪气脏腑病形》载："十二经脉，三百六十五络，其气血皆上行于面而走空窍，其精阳之气上走于目而为睛，其别气走于耳而为听。"又云："耳者，宗脉之所聚也。"又如《素问·金匮真言论》曰："南方赤色，入通于心，开窍于耳，藏精于心。"后世医家从理论和实践上不断丰富了《黄帝内经》的理论，如晚清医家张振鋆与其族弟张地山继承明代医家周岳甫的学术思想，增补校订著成《厘正按摩要术》，其中最早提出了耳背分属五脏的理论，并绘制了耳背图，成为继《黄帝内经》之后，论述耳与脏腑生理关系最引人注目的新观点（图 1–1）。

国外，关于耳穴的应用和记录也早在两千多年前的古希腊和古埃及就有人注意到了。如古希腊著名医师希波克拉底曾用割断耳后血管的方法治疗过阳痿和男性不育症，希波克拉底还发现外耳与"情绪低落"有关。此外，古埃及也有针刺耳部以达到妇女节育的记载。

二、现代耳穴的形成与发展

我国针灸于 17 世纪传入法国，该国里昂的医学博士、外科医师 Nogier·P 早年学习过针灸，1957 年 Nogier·P 在《德国针术杂志》3 ~ 8 月号上发表了第一篇论文。根据压痛法提出耳穴分布大致如一个倒置胎儿的"耳针治疗点图"（图 1–2）。将耳穴扩充到了 42 个，从此耳针传入德国及其他国家，引起世界学术界的关注。

"耳穴"虽然在我国历史悠久，但由于封建制度的保守落后，半封建半殖民地统治时对中医的歧视，这种方法虽然一直在民间流传，却从未大

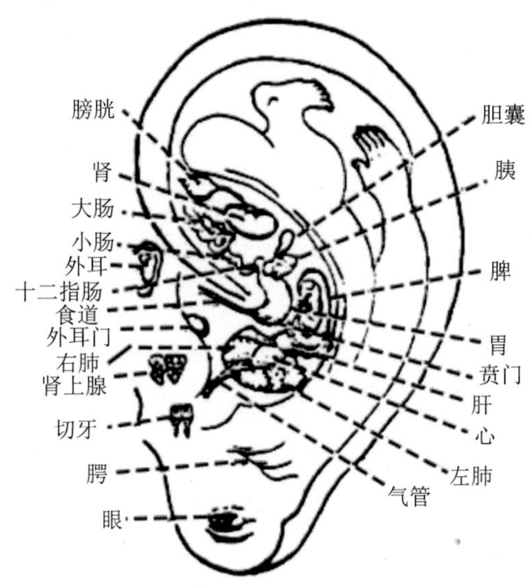

图 1-2　耳穴倒置胚胎示意图

放异彩。1956 年山东莱西发表的《耳针治疗急性扁桃体炎》充分反映了耳穴在基层的使用情况。1958 年中国学者叶肖麟首次将 Nogier・P 的文章摘译成中文，发表在《上海中医药杂志》1958 年第 12 期上（图 1-3），引起了我国针灸医务工作者的高度重视。全国各地医务工作者在前人的基础上努力开展理论研究和临床实践，使耳穴诊疗方法取得了质的飞跃。

1982 年我国针灸学会更是受到世界卫生组织西太区办事处的委托，协助世界卫生组织耳穴专业术语的标准化制定。我国耳穴研究工作者充分发掘和收集古代文献和民间经验，借鉴和验证国外的研究经验，对近 50 年来国内大量临床诊疗、耳针麻醉和实验室研究中发现的耳穴进行整理，1982—1987 年，中国针灸学会先后 4 次对全国耳针协作组的建议方案进行了试用—召集专家修改—再试用—再修改，对世界卫生组织西太区 1987 年召开的第一次耳针术语标准化会议，提供了建议草案（图 1-4）。

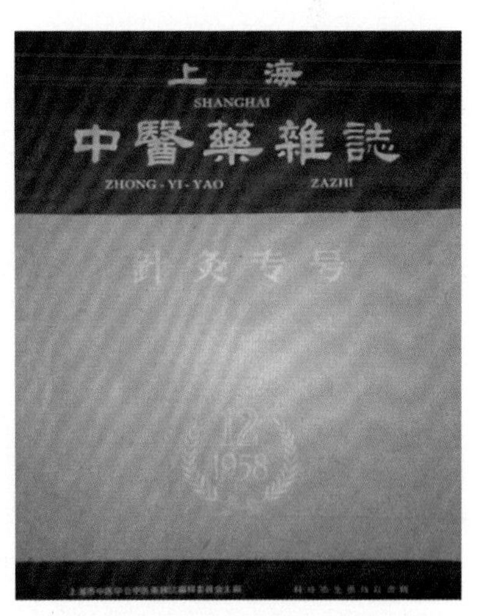

图 1-3　上海中医药杂志封面

后因各种原因，世界卫生组织耳穴术语小组工作只停留在书面交流探讨上，至今未推荐出国际通用、完整的标准化耳穴术语方案。

自我国针灸学会 1988 年公布“耳穴标准化方案”后，该方案已初步用于医、教、研、出版及国内外学术交流活动中，并于 1992 年 10 月 16 日，国家技术监督局批准 1992 版耳穴国家标准《耳穴名称与部位》（GB/T 13734—1992）（图 1–5），从 1993 年 5 月 1 日起开始执行。

历经 14 年的推行后，国家中医药管理局再次起草了“国家标准—耳穴名称与部位的补充修订”项目，在 2006 ~ 2007 年对 1992 版耳穴国标进行首次修订，并于 2008 年 4 月 23 日由中华人民共和国国家质量监督检验检疫总局与中国国家标准化管理委员会联合发布，中华人民共和国国家标准《耳穴名称与定位》（GB/T 13734—2008）（图 1–6）代替了 1992 版耳穴国标，在 2008 年 7 月 1 日开始实施。

2013 年 5 月，在《耳穴名称与定位》方案基础上的耳穴标准，即 International Standards of Acupuncture Trade，Auricular Acupuncture Point（WFAS STANDARD–002：2012）成为世界针灸学会联合会的国际行业标准。

国标耳穴的制定，是耳穴诊疗领域百家争鸣的一个总结，具有广泛的代表性和权威性，为耳穴的医疗、教学、科研提供了一个共同交流的语言，同时为初学者提供了入门的阶梯。

第三节　耳穴诊疗法的特点

一、适应证广

耳穴诊疗法适应病症广泛，既适用于常见病、多发病，又对某些疑难杂症有独到疗效，不仅能治疗痛证、神经衰弱、自主神经功能紊乱等功能性疾病，而且对胃炎、肠炎、溃疡病、肝胆及肾结石症、增生等器质性疾病，以及细菌、病毒、原虫等感染性疾病，如急、慢性气管炎及过敏性疾病，如过敏性哮喘、过敏性鼻炎等亦具有较好的治疗效果。

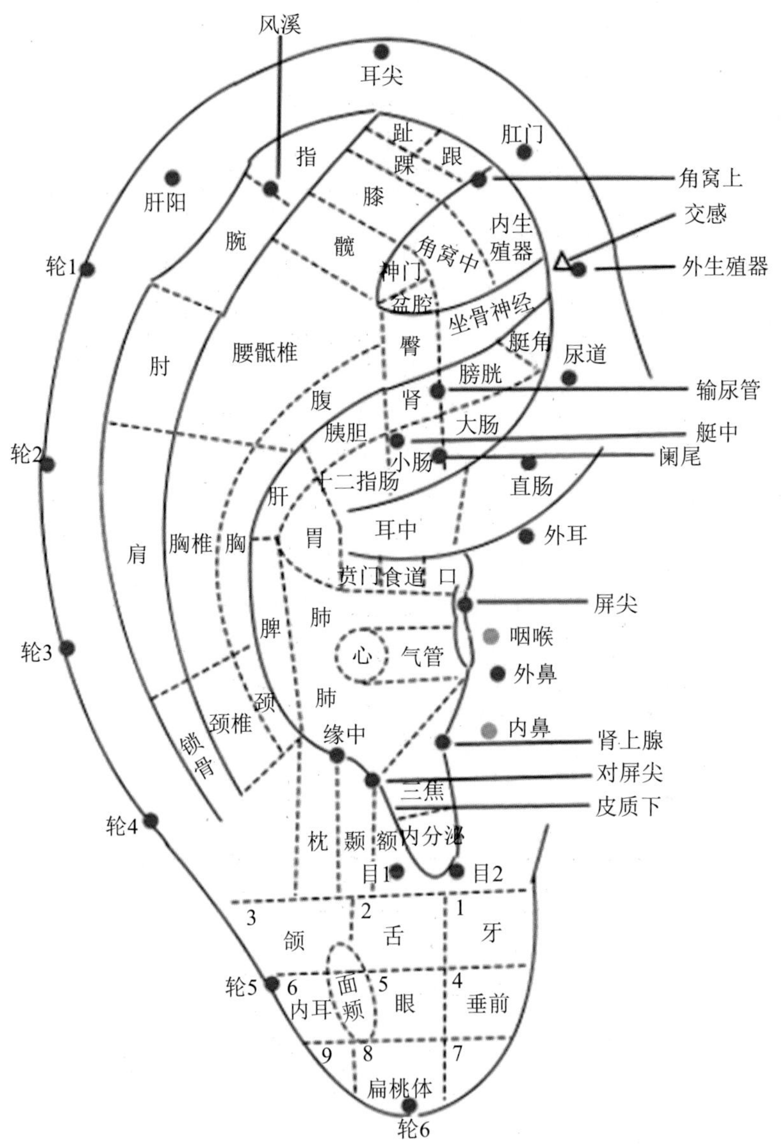

图 1-4　耳穴国际标准草案
（1982—1987）

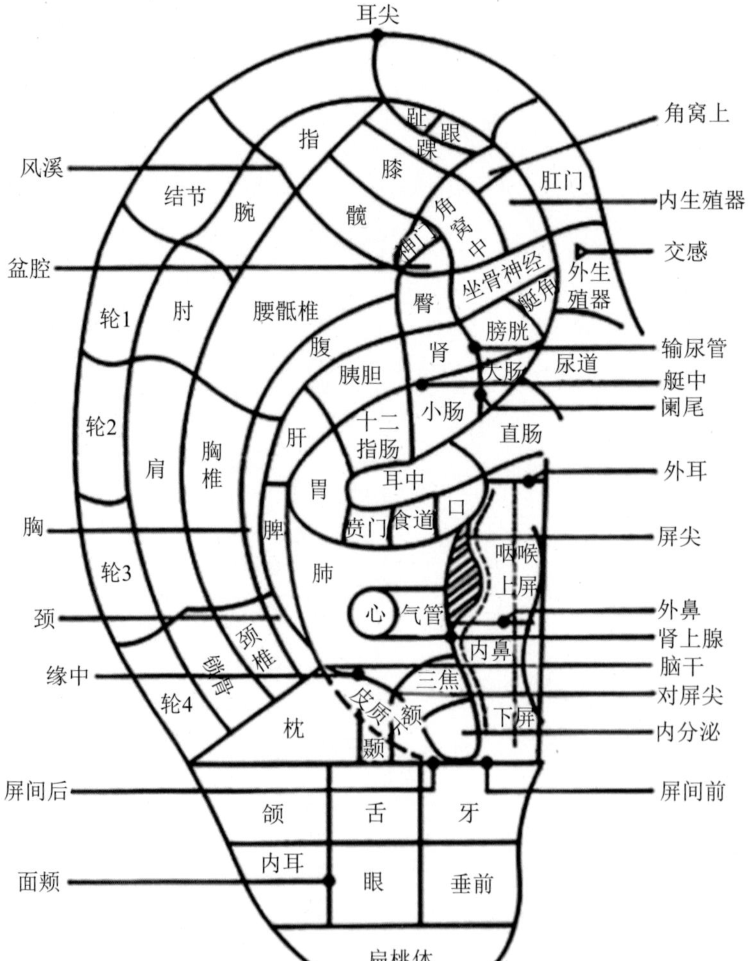

耳尖
角窝上
风溪
指
趾
跟
踝
膝
结节
腕
髋
角窝中
肛门
内生殖器
神门
交感
盆腔
坐骨神经
外生殖器
臀
艇角
轮1
肘
腰骶椎
腹
膀胱
肾
输尿管
胰胆
大肠
尿道
艇中
十二指肠
小肠
阑尾
轮2
肝
直肠
肩
胸椎
胃
耳中
外耳
口
脾
贲门
食道
屏尖
胸
咽喉
轮3
肺
上屏
心
气管
外鼻
颈
颈椎
肾上腺
内鼻
脑干
缘中
锁骨
三焦
对屏尖
轮4
皮质下
额
下屏
枕
内分泌
颞
屏间后
屏间前
颌
舌
牙
内耳
面颊
眼
垂前
扁桃体

图 1–5　耳穴国家标准

（1992—1993）

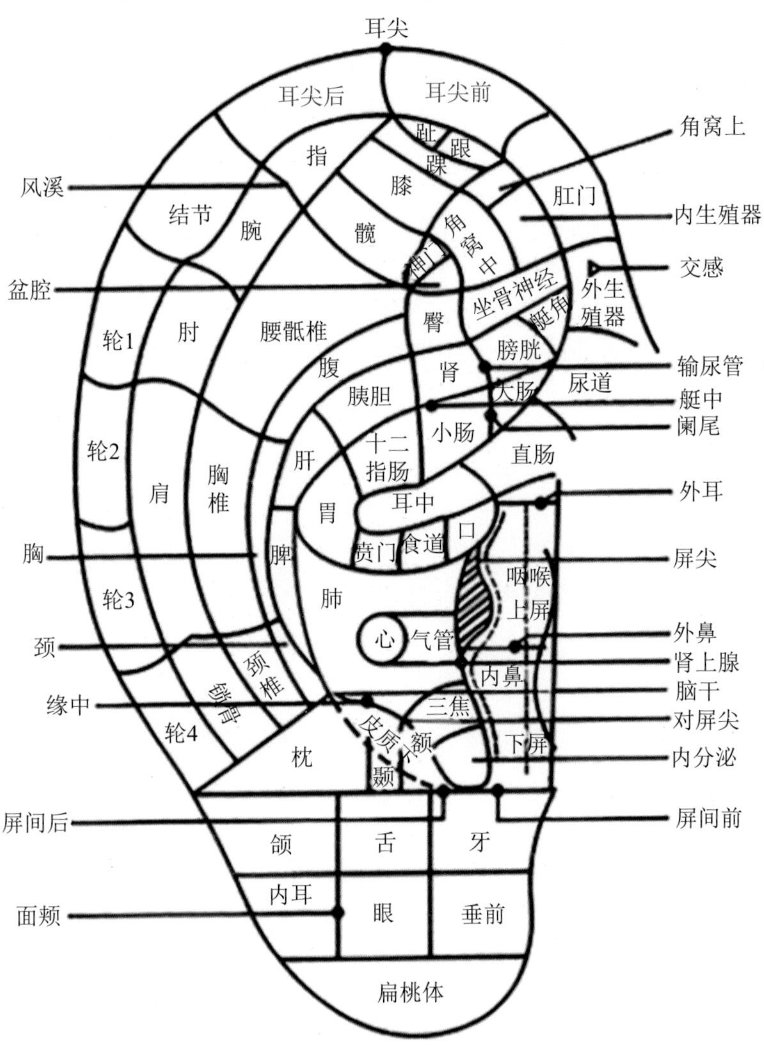

图 1–6　耳穴国家标准修订版
（2008）

目前，据世界卫生组织初步统计，采用耳穴治疗的病症有 249 余种，其中对 70 多种病症取得显著疗效。

二、疗效迅速

耳穴疗法对于一些痛证、炎症、出血性疾病、皮肤瘙痒症、便秘、高血压等疾病疗效迅速。具有止痛快、消炎快、止痒快、止血快、通便快、降压快等优点。

三、操作简便

耳部常年暴露于体表，治疗时不受气候、环境、设备、地点等条件限制，操作简便。

四、易学易懂

耳穴分布有规律可循，与人体各部位息息相关，方便理解记忆。只要有志于学习的人士，短期学习就可以治疗简单疾病。

五、经济实用

耳穴诊疗设备多操作简单，如耳穴贴压法仅需要酒精棉球、探棒、止血钳、耳穴压豆即可。

六、无不良反应

耳穴疗法是一种绿色疗法，除针刺有点痛感、刺破皮肤外，压豆和贴膏等方法都是绿色无创的，安全、无痛苦、无不良反应。

七、预防作用

耳穴疗法可用于养生保健，经常贴压保健或按摩，可以预防疾病，增强体质。

八、辅助诊断

可以早期辅助诊断，利于发现疾病，有助于早期防治。

第四节　耳穴诊疗的理论依据

一、生物全息论

生物全息论是 1973 年张颖清提出来的。他发现人的第二掌骨犹如整个人体的缩影，之后提出穴位就是某一特定器官物质构成相似的细胞群，是一组化学组成构成相似程度较大的细胞群。认为生物体的任何相对独立部分的每一点化学组成，相对这一部分的其他位点，都和整体上这点所对应的分布规律相同。

根据生物全息论，耳郭这个独立部分是人整体的缩影，耳郭包含了人体各部分的信息。因此，有人对耳穴信息的传递原理提出了全息反射机制。依据生物全息论，我们在临床上可通过观察耳郭形态和色泽的改变来判断脏腑的病理变化，诊断疾病。耳郭不仅与脏腑的生理活动有关，而且在病理改变上也是不可分割的。所以，刺激耳郭上不同的部位可以调节全身各组织、器官，以治疗各种疾病（图 1–7）。

二、神经学说

人体 12 对脑神经，其中 6 对与耳朵有直接关联。西方医学认为生物体只要存活在一定环境之中，就要进行新陈代谢，而当它所处的内环境或外环境发生变化时，生物体会自动做出相应的反应，以适应环境的变化。对人体来说，最重要的调节方式是神经调节，其中对内外环境变化产生的适应性反应，称为反射，反射是神经调节的基本方式。

从神经解剖学上可以看到耳部神经分布稠密，有耳大神经、枕小神经、面神经、舌咽神经等。其中耳大神经和枕小神经在二、三颈椎和中枢神经的脊神经相连。三叉神经、迷走神经、面神经、舌咽神经是一、二对颅神经的一部分，并和大脑皮层有着密切的关系。三叉神经除了可将头部的感觉信息传送至大脑外，还在桥脑通过脊神经与脊髓发生联系。这样，耳郭

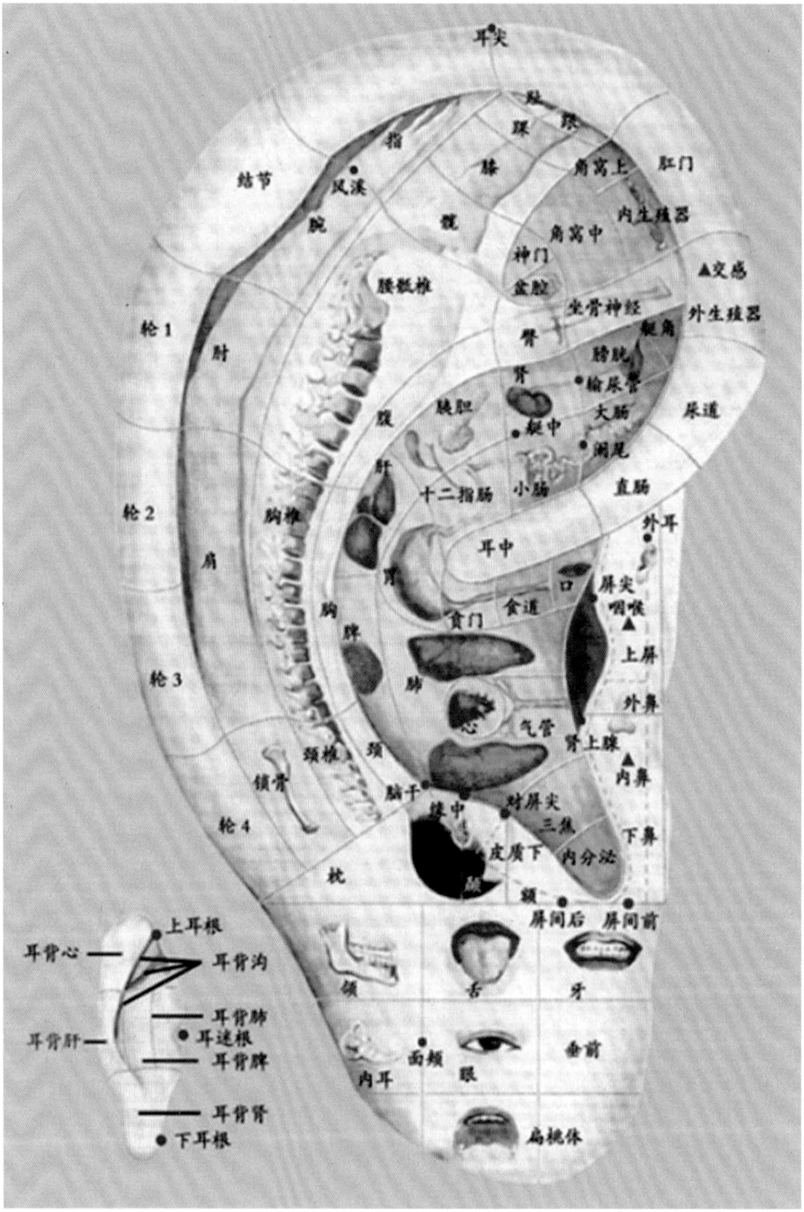

图 1-7　耳郭人体全息图

上的神经分别就和大脑、大脑皮层、脊髓等中枢神经、高级神经中枢直接联系起来了（图 1–8）。

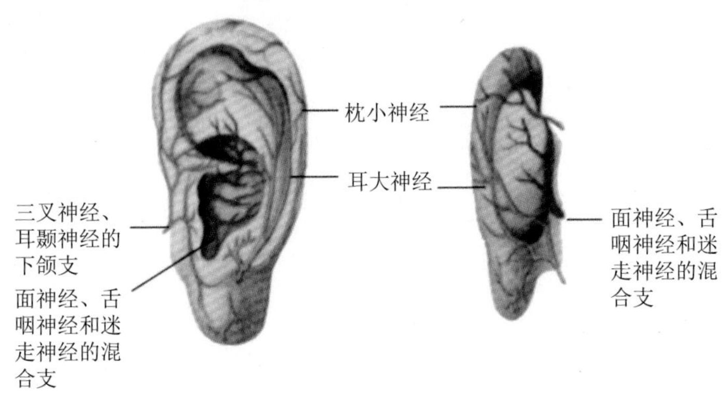

图 1–8　耳郭神经分布图

三、经络学说

从经脉循行的规律来看，六条阳经或直入耳中，或布于耳周（图 1–9）；六条阴经则通过络脉与耳相关联，或通过经别与阳经相合后上达于耳，使十二经脉都直接或间接地与耳发生联系。

关于耳与经络的关系，在《内经》中就有比较详细的记载。如《灵枢·邪气脏腑病形》记载："十二经脉，三百六十五络，其血气皆上于面而走空窍，其精阳气上走于目而为睛，其别气走于耳而为听。"十二经脉在耳部的分布为"小肠手太阳之脉，其支者……却入耳中""三焦手少阳之脉……其支脉，从耳后入耳中，出走耳前""胆足少阳之脉……其支者，从耳后入耳中，出走耳前""手阳明之别……入耳，合于宗脉""胃足阳明之脉……上耳前""膀胱足太阳之脉……其支者，从巅至耳上角"。另外，足阳明之筋、足少阳之筋、手太阳之筋、手少阳之筋都与耳有密切联系。以上说明手足三阳经与耳的关系最密切。

手足三阴经是通过它的别支（经别）合于阳经而和耳部相通。如《素问·缪刺论》载："手足少阴、太阴、足阳明之络。此五皆会于耳中。"以上经文说明十二经直接或间接地与耳有联系。故《灵枢·口问》载："耳者，宗脉之所聚也。"

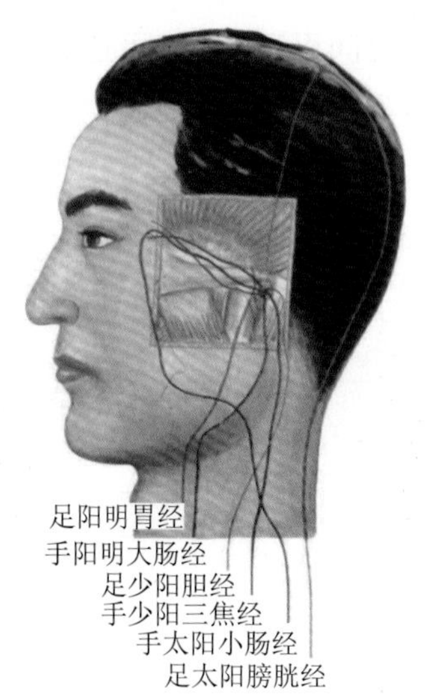

图 1–9　耳郭及其周围经络循行图

以后历代医书进一步论述耳与经脉的联系。如明·李时珍《奇经八脉考》中，阐述了阴阳二跻脉分别统率左右侧之阴阳经脉，并循行“入耳后”。清·沈金鳌《杂病源流犀烛》载：“阳跻……下耳后，入风池而终。”清代末年，山西运城县孙立权医生云：耳为泉穴与经络有联系。近年来关于耳与经络的关系，通过治疗和对耳穴感觉传导的观察，证明耳穴治疗效果与“气至病所”有关。有实验证明：在所观察的 48 条经中有 42 条经与相应耳穴发生感传联系，占 87%；认为耳穴与相应经络感传联系是客观存在的。十二经皆通于耳，提示耳穴是联系经络、脏腑的“门户”。耳与经络的联系是客观存在的，值得进一步研究！

四、德尔他反射学说

“德尔他反射学说”是美籍朝鲜人赵敏行（M. H. Cho）提出的，他是内科医生，多次访问法国、日本，并到法国、日本学习耳针疗法，喜欢用耳针与体针相结合的“电针体耳疗法”。

“德尔他反射”是用胶布将电子测温计探头固定在耳郭的手、足、膝、腹等区点上，每次固定一个探头，待测温计指针稳定后，双手或足膝等部位用冷、热或扎针进行刺激。10 ~ 15 秒，耳郭上与受刺激部位相应的区域皮温上升 1～5.5℃，维持时间不等，最长可达 2 小时以上，并有个体差异，耳郭上不相应的区域未见温度升高；同样刺激耳郭某区点亦可在相应的躯体上出现皮温升高。由于这一反射呈三角形，颇似尼罗河下游的德尔他三角洲，故称为德尔他反射（图 1–10）。

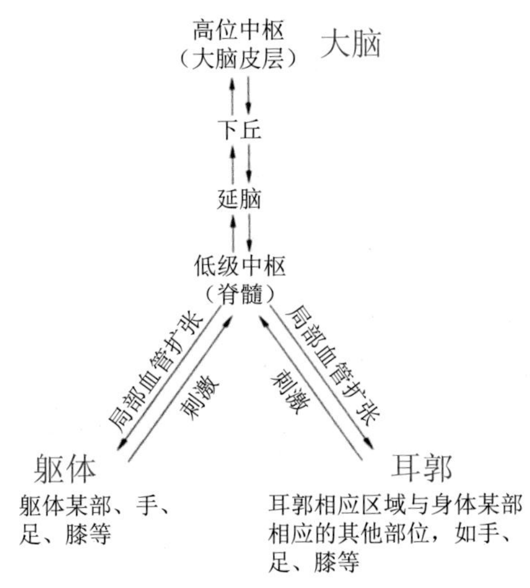

图 1–10　德尔他反射通路示意图

第二章

国家标准耳穴名称与定位

2008 年 7 月 1 日实施的《中华人民共和国国家标准耳穴名称与定位》（GB/T13734—2008），以及在此基础上由世界针灸学会联合会主持制定的《耳穴国际行业标准》，是耳穴诊疗发展中的里程碑。其重要意义在于为国内、国际耳穴诊疗的医、教、研提供了共同交流的语言和工具。

第一节　耳郭方位术语

耳郭正面：耳郭的前外侧面

耳郭背面：耳郭的后内侧面，统称耳背

前方：耳郭近面颊的一侧

后方：耳郭近乳突的一侧

上方：耳郭近头顶的一侧

下方：耳郭近肩的一侧

内侧：耳郭近正中矢状面的一侧

外侧：耳郭远正中矢状面的一侧

第二节　耳郭解剖部位

耳郭正面解剖位置	解剖名称	解剖定位	配图
1. 耳轮	耳轮	耳郭外侧边缘的卷曲部分	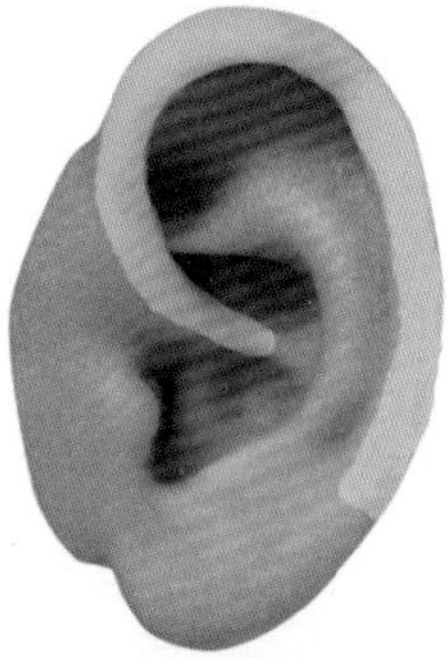
	耳轮脚	耳轮深入耳甲的部分	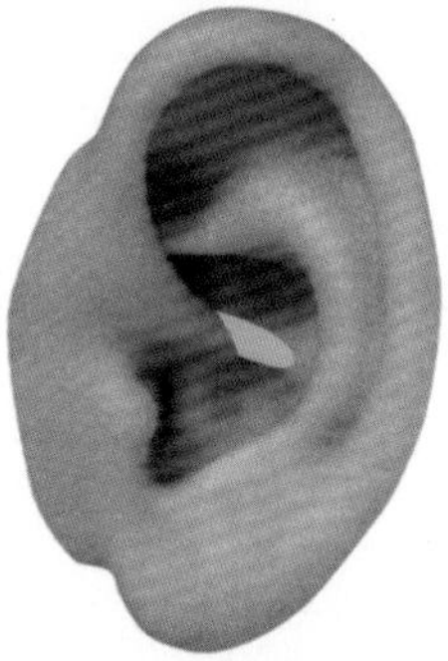
	耳轮脚棘	耳轮脚和耳轮之间的隆起	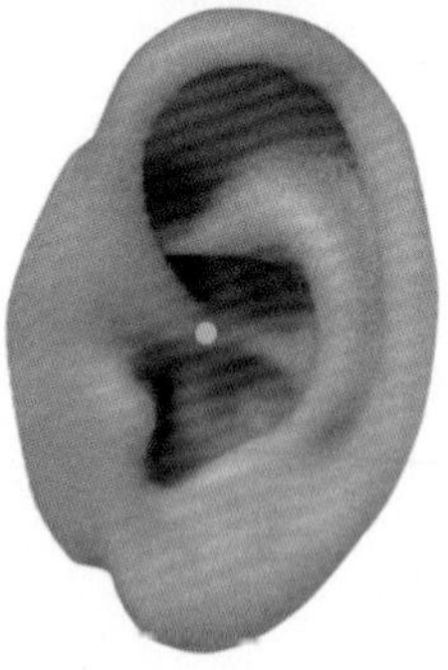

（续 表）

耳郭正面解剖位置	解剖名称	解剖定位	配图
1. 耳轮	耳轮脚切迹	耳轮脚棘前方的凹陷处	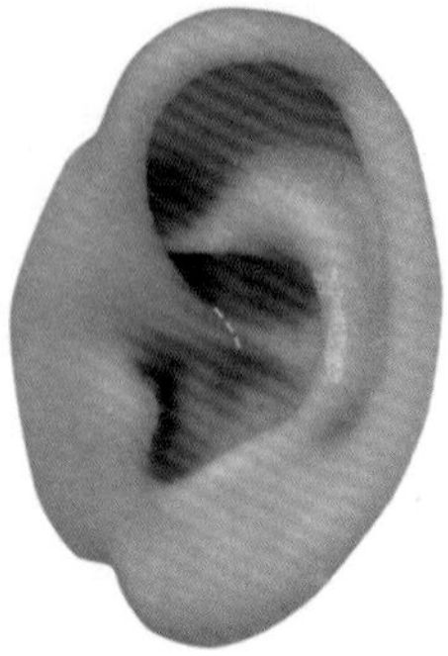
	耳轮结节	耳轮外上方的膨大部分	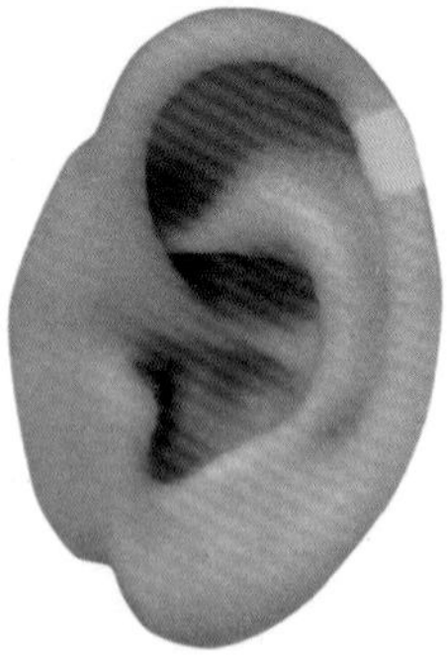
	耳轮尾	耳轮向下移行于耳垂的部分	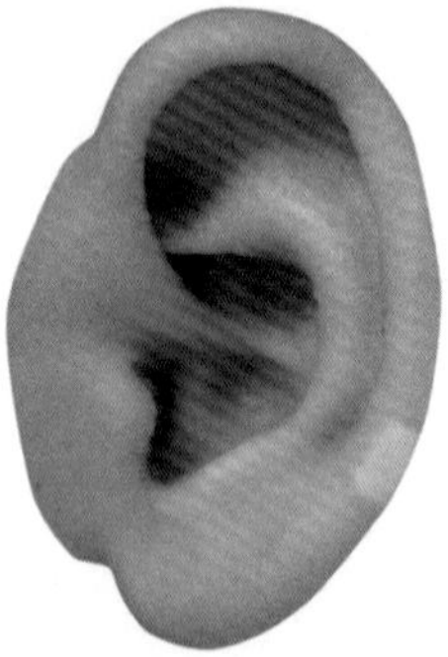

（续 表）

耳郭正面解剖位置	解剖名称	解剖定位	配图
1. 耳轮	轮垂切迹	耳轮与耳垂后缘之间的凹陷处	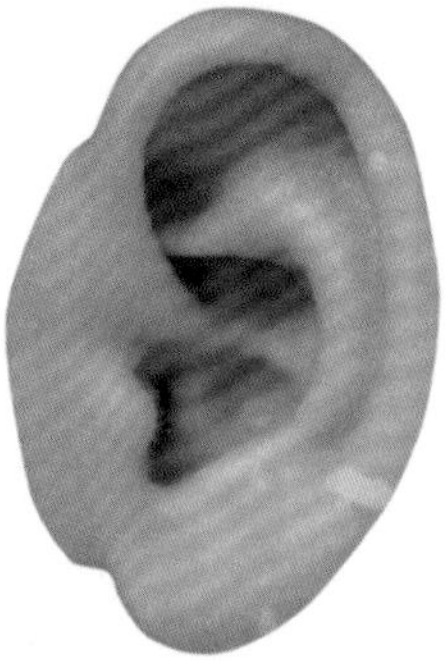
	耳轮前沟	耳轮与面部之间的浅沟	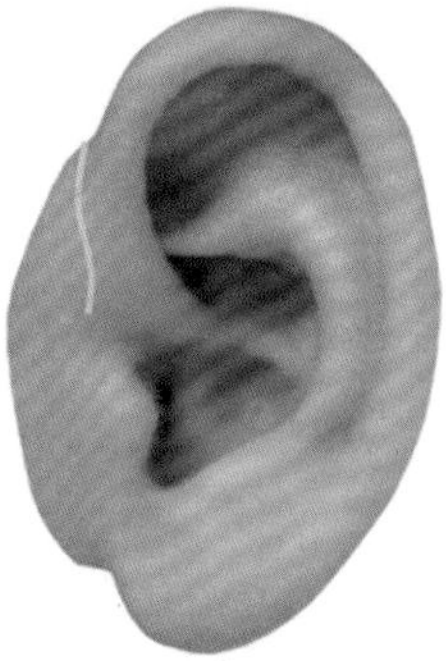
2. 对耳轮	对耳轮	与耳轮相对呈“Y”字形的隆起部分，由对耳轮体、对耳轮上脚和对耳轮下脚三部分组成	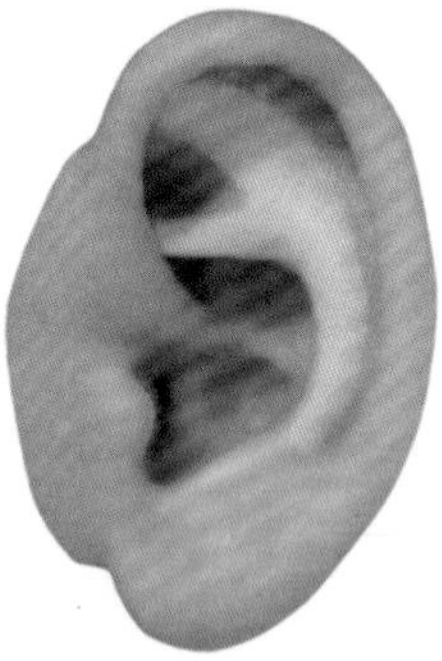

（续 表）

耳郭正面解剖位置	解剖名称	解剖定位	配图
2. 对耳轮	对耳轮体	对耳轮下部呈上下走向的主体部分	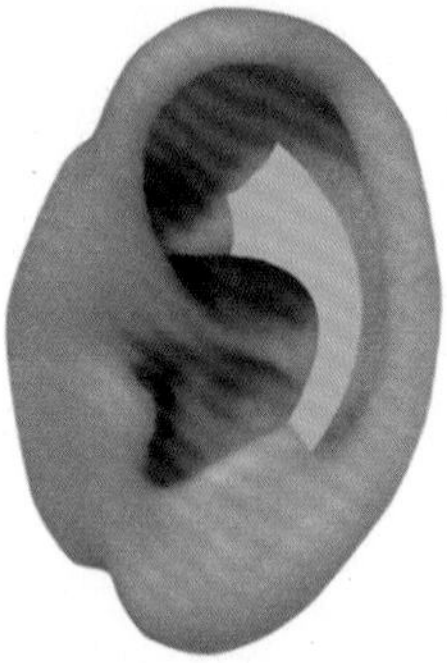
	对耳轮上脚	对耳轮向上分支的部分	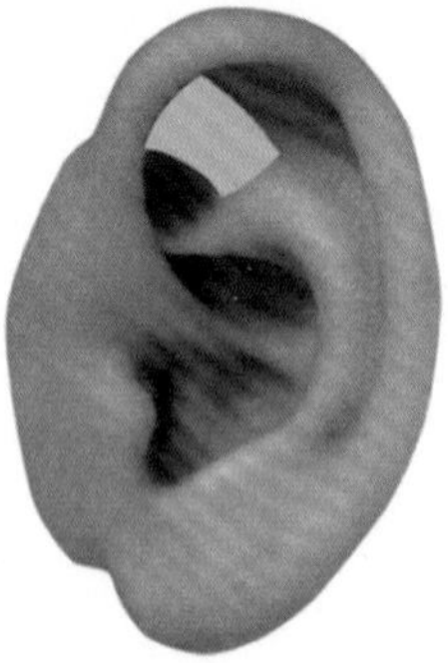
	对耳轮下脚	对耳轮向前分支的部分	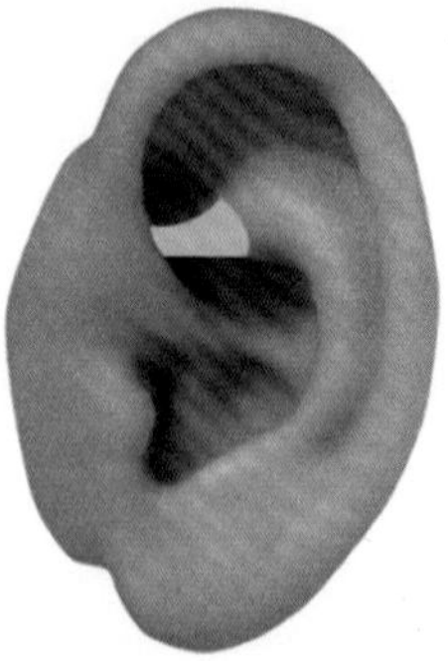

（续 表）

耳郭正面解剖位置	解剖名称	解剖定位	配图
2. 对耳轮	轮屏切迹	对耳轮与对耳屏之间的凹陷处	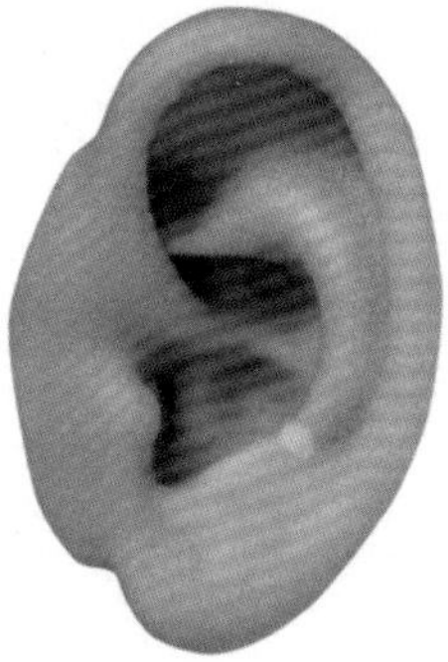
3. 耳舟	耳舟	耳轮与对耳轮之间的凹沟	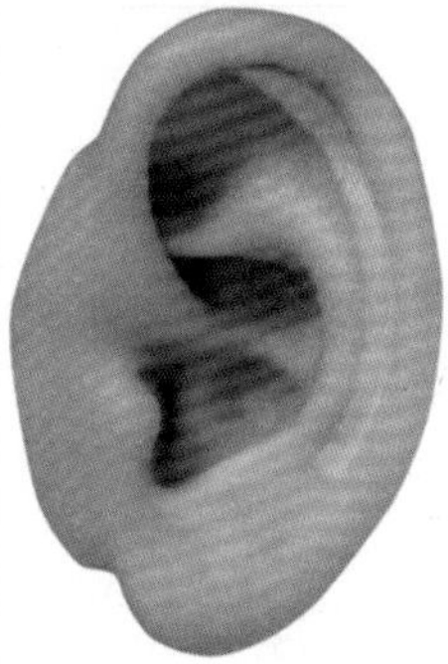
4. 三角窝	三角窝	对耳轮上、下脚与相应耳轮之间的三角形凹窝	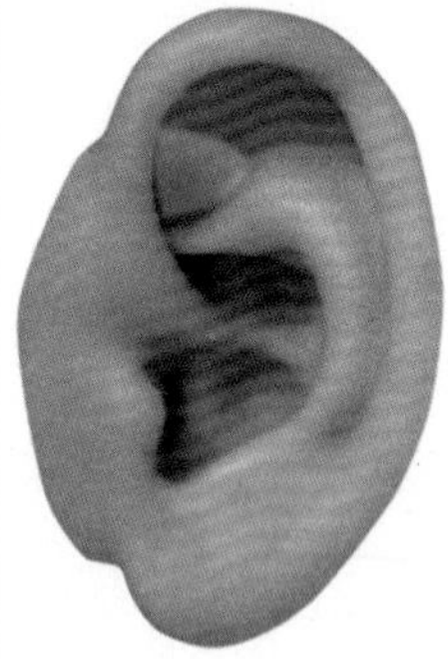

（续 表）

耳郭正面解剖位置	解剖名称	解剖定位	配图
5. 耳甲	耳甲	部分耳轮和对耳轮、对耳屏、耳屏及外耳门之间的凹窝。由耳甲艇、耳甲腔两部分组成	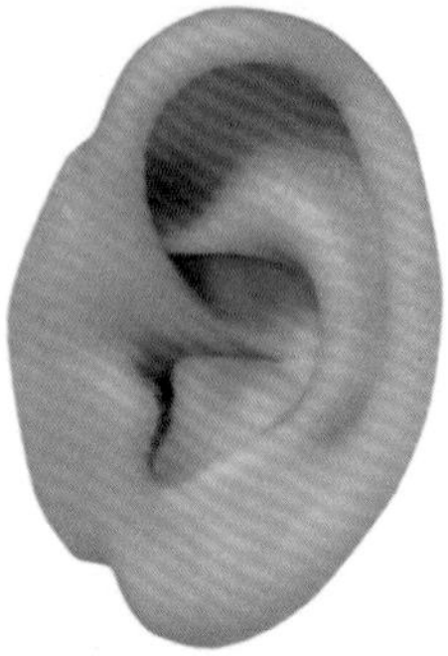
	耳甲艇	耳轮脚以上的耳甲部	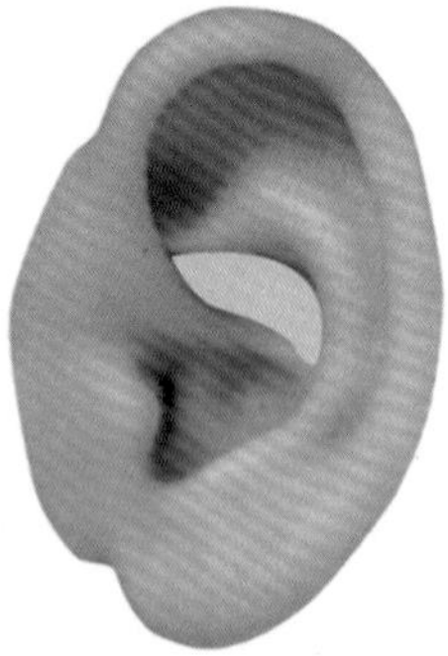
	耳甲腔	耳轮脚以下的耳甲部	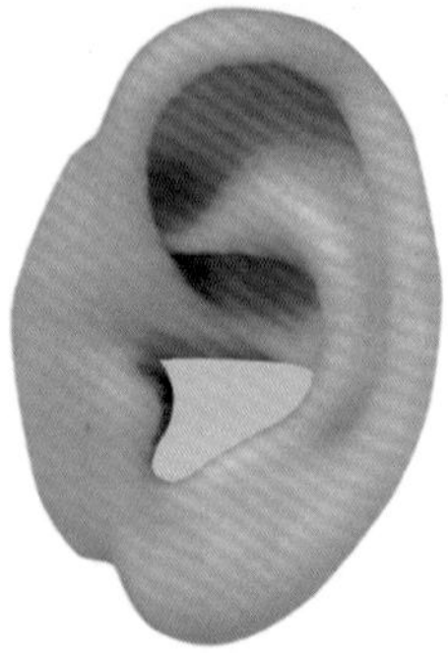

（续 表）

耳郭正面解剖位置	解剖名称	解剖定位	配图
6. 耳屏	耳屏	耳郭前方呈瓣状的隆起	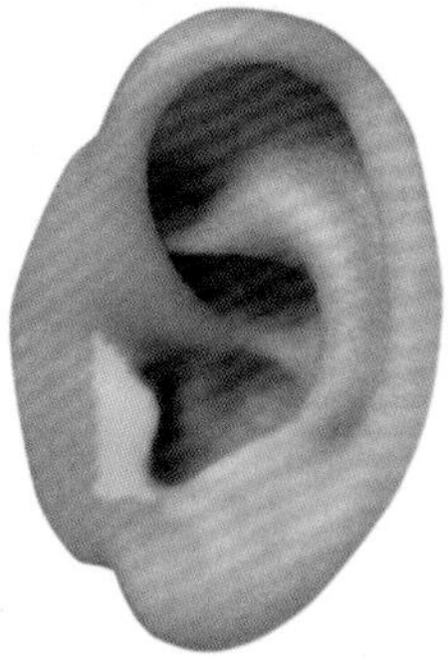
	屏上切迹	耳屏与耳轮之间的凹陷处	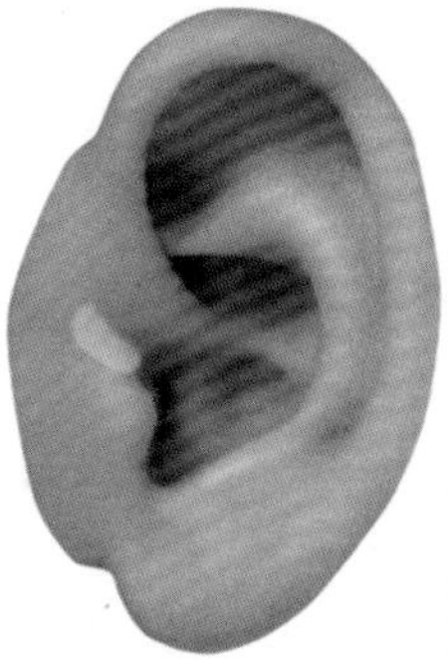
	上屏尖	耳屏游离缘上隆起部	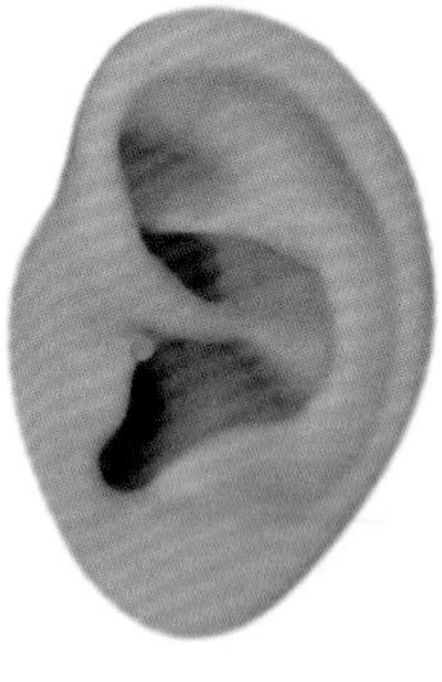

（续 表）

耳郭正面解剖位置	解剖名称	解剖定位	配图
6. 耳屏	下屏尖	耳屏游离缘下隆起部	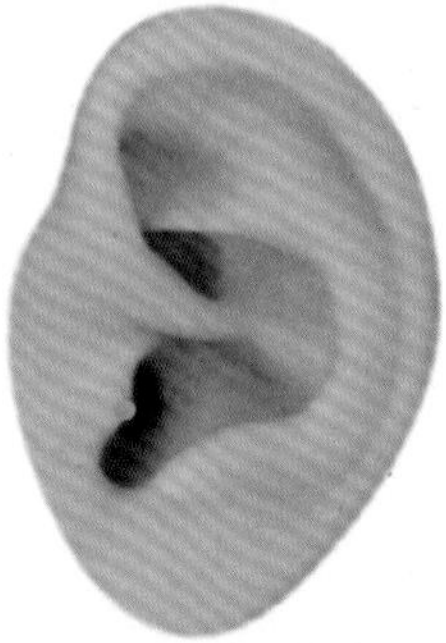
	耳屏前沟	耳屏与面部之间的浅沟	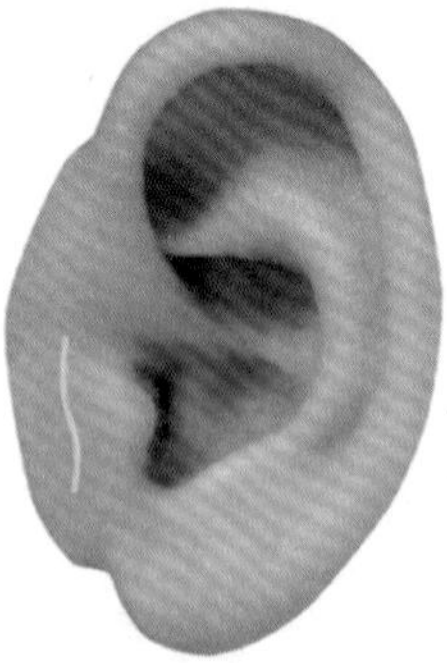
7. 对耳屏	对耳屏	耳垂上方与耳屏相对的瓣状隆起	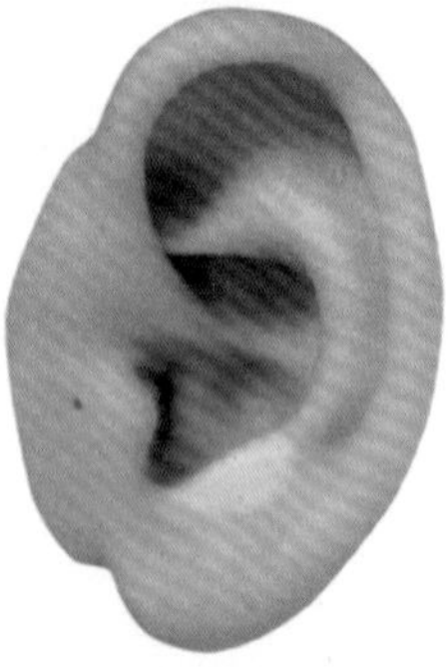

（续 表）

耳郭正面解剖位置	解剖名称	解剖定位	配图
7. 对耳屏	对屏尖	对耳屏游离缘隆起的顶部	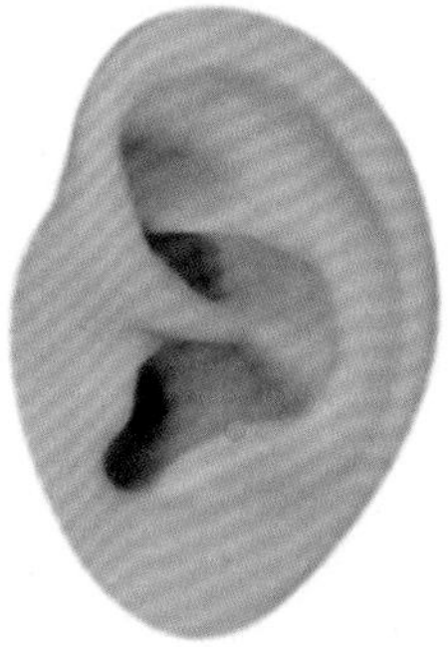
	屏间切迹	耳屏和对耳屏之间的凹陷处	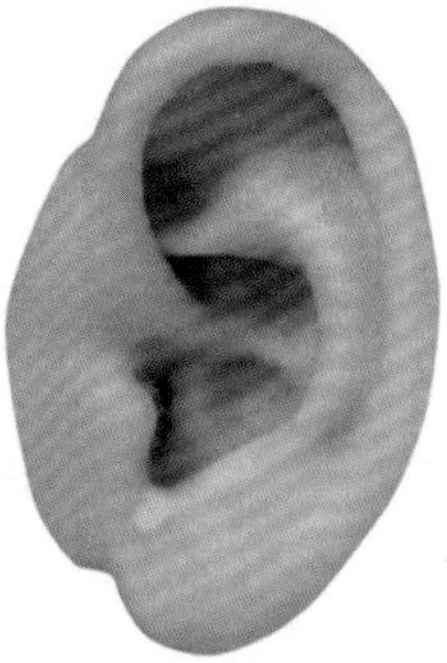
8. 外耳门	外耳门	耳甲腔前方的孔窍	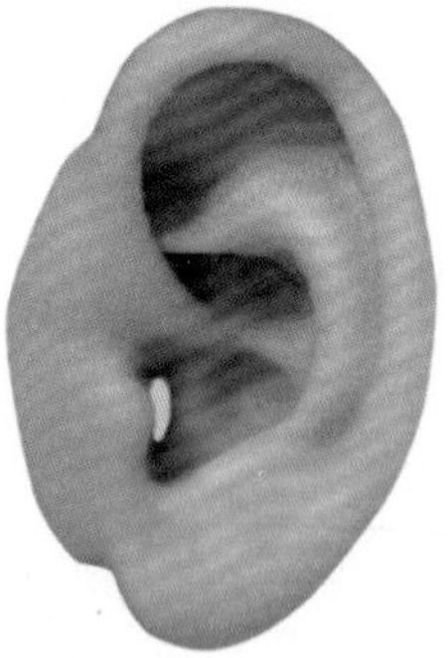

（续 表）

耳郭正面解剖位置	解剖名称	解剖定位	配图
9. 耳垂	耳垂	耳郭下部无软骨的部分	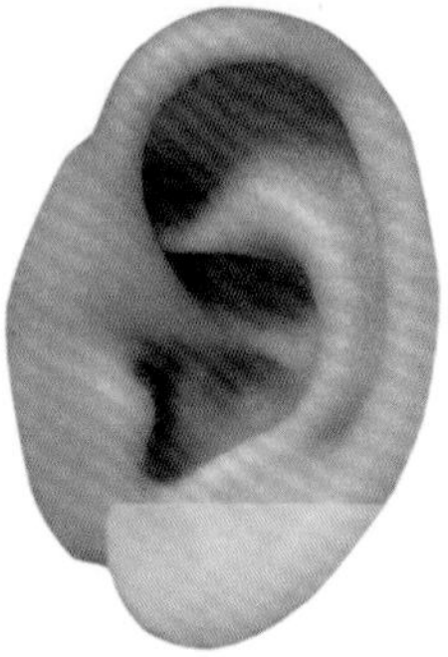
	耳垂前沟	耳垂与面部之间的浅沟	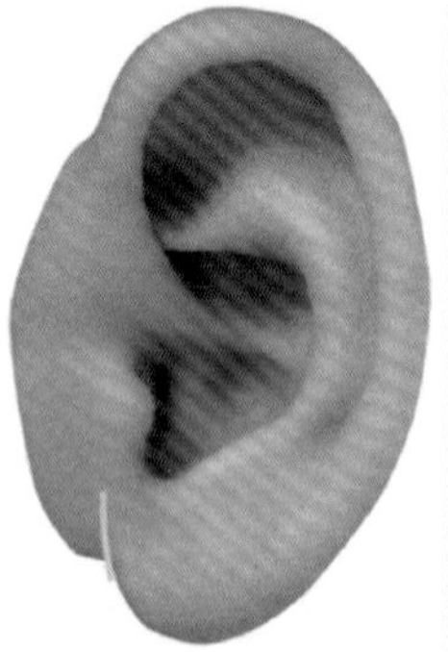
10. 耳背	上耳根	耳郭与头部相连的最上处	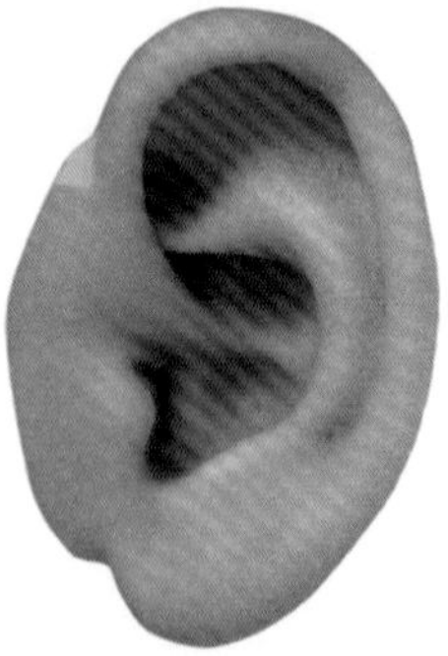

（续 表）

耳郭正面解剖位置	解剖名称	解剖定位	配图
10. 耳背	下耳根	耳郭与头部相连的最下处	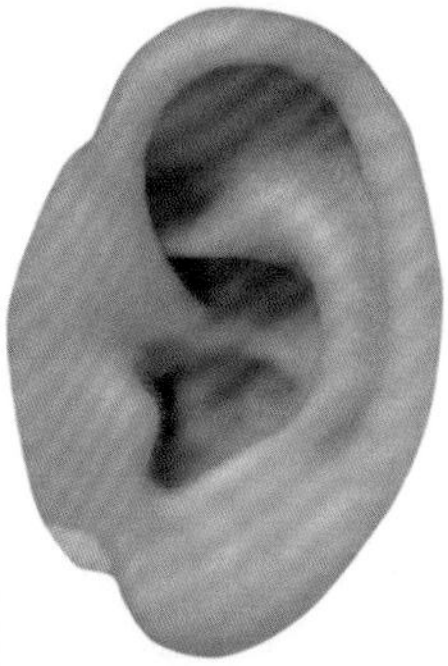
	耳轮脚沟	耳轮脚在耳背呈现的凹沟	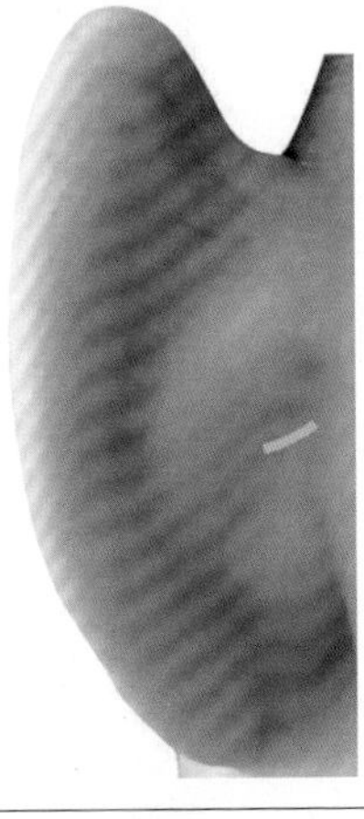
	耳背沟	对耳轮在耳后呈现的凹沟	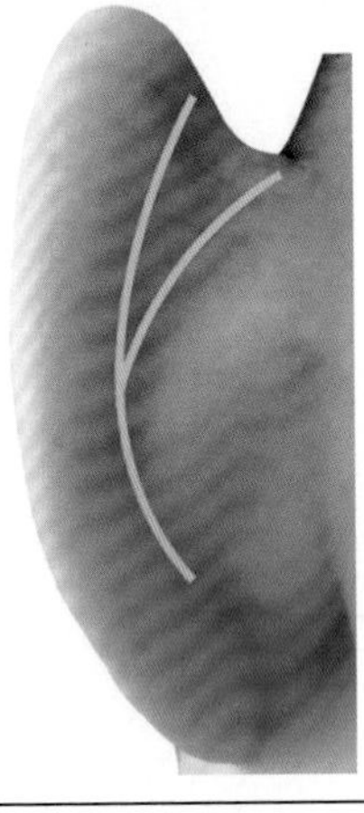

第三节　耳郭基本标志线的划定

解剖名称	解剖定位	配图
耳轮内缘	即耳轮与耳郭其他部分的分界线，是指耳轮与耳舟，对耳轮上、下脚，三角窝及耳甲等部的折线	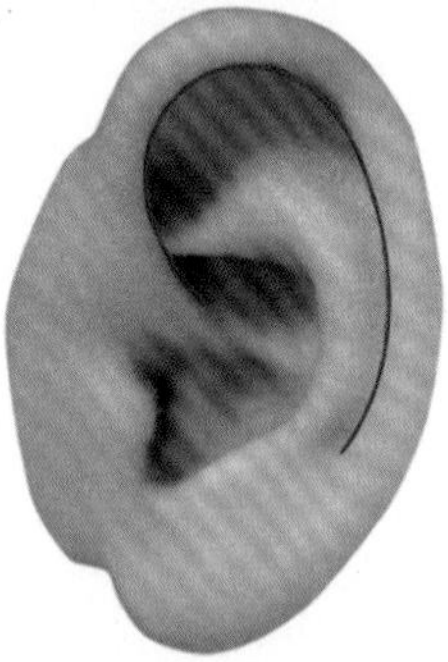
耳甲折线	指耳甲内平坦部与隆起部之间的折线	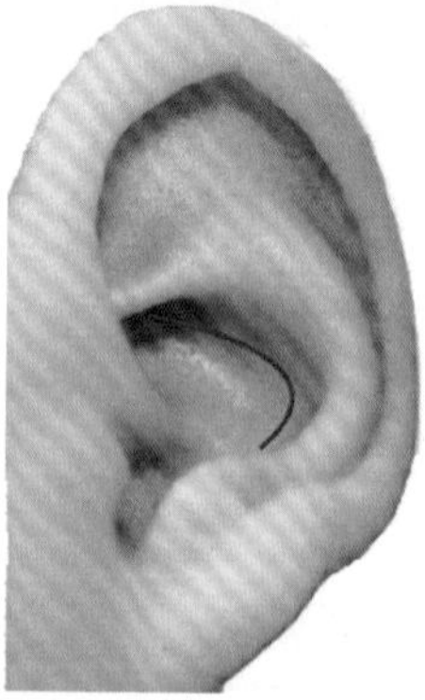
对耳轮脊线	指对耳轮体及其上、下脚最凸起处之连线	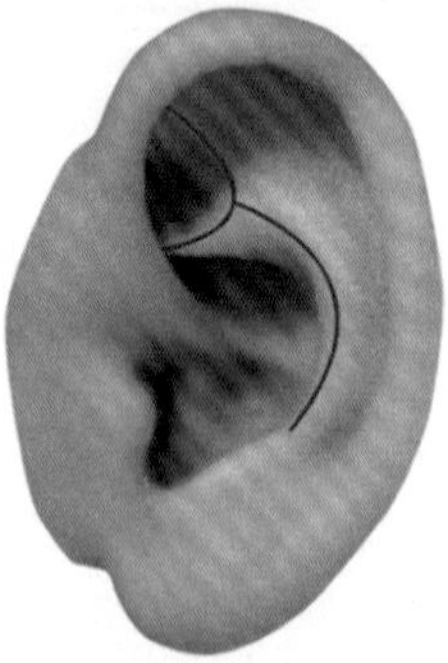

（续 表）

解剖名称	解剖定位	配图
耳舟凹沟线	指沿耳舟最凹陷处所做的连线	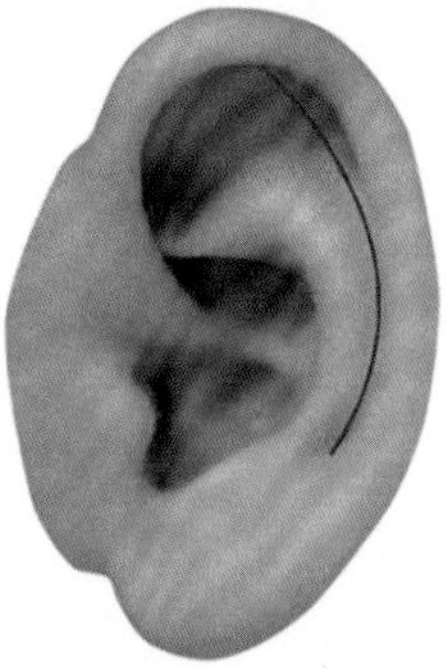
对耳轮耳舟缘	即对耳轮与耳舟的分界线，指对耳轮（含对耳轮上脚）脊与耳舟凹沟之间的中线	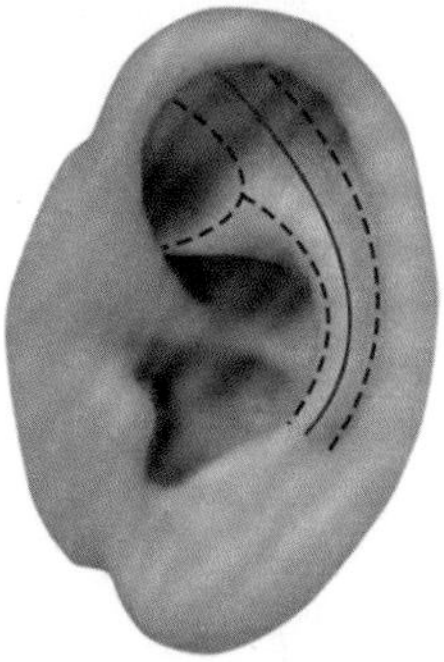
三角窝凹陷处后缘	指三角窝内较低平的三角形区域的后缘	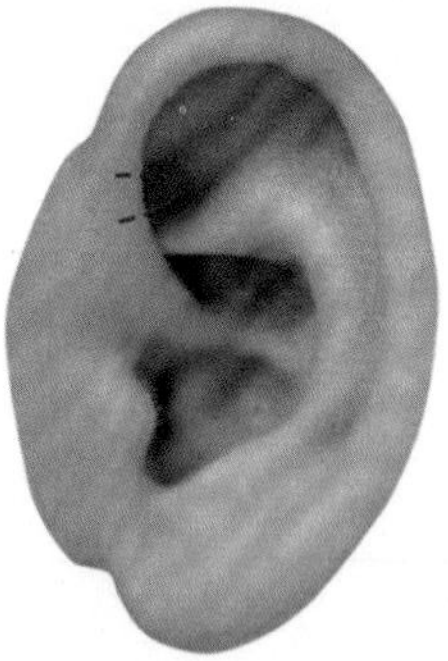

（续 表）

解剖名称	解剖定位	配图
对耳轮三角窝缘	即对耳轮上、下脚与三角窝的分界线，指对耳轮上、下脚脊线与三角窝凹陷处后缘之间的中线	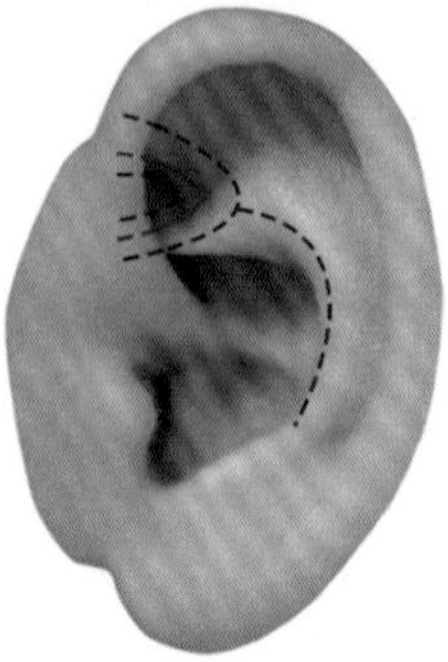
对耳轮耳甲缘	即对耳轮与耳甲的分界线，指对耳轮（含对耳轮下脚）脊与耳甲折线之间的中线	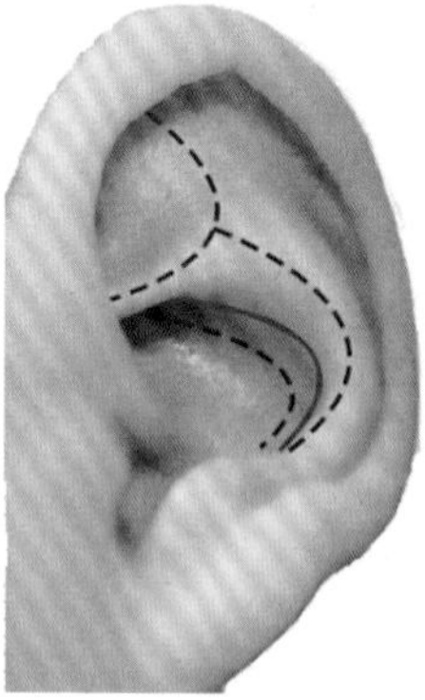
对耳轮上脚下缘	即对耳轮上脚与对耳轮体的分界线，指从对耳轮上、下脚分叉处向对耳轮耳舟缘所做的垂线	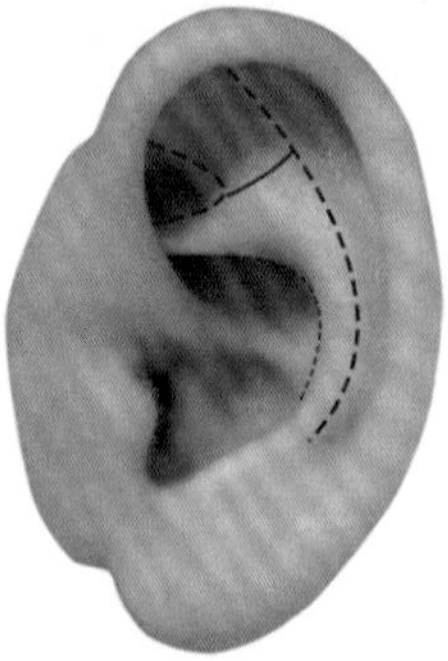

（续 表）

解剖名称	解剖定位	配图
对耳轮下脚后缘	即对耳轮下脚与对耳轮体的分界线，指从对耳轮上、下脚分叉处向对耳轮耳甲缘所做的垂线	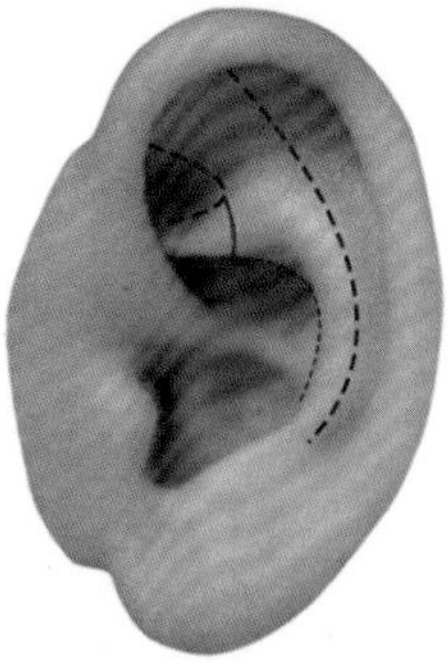
耳垂上线	（亦作为对耳屏耳垂缘和耳屏耳垂缘）即耳垂与耳郭其他部分的分界线，指过屏间切迹和轮垂切迹所做的直线	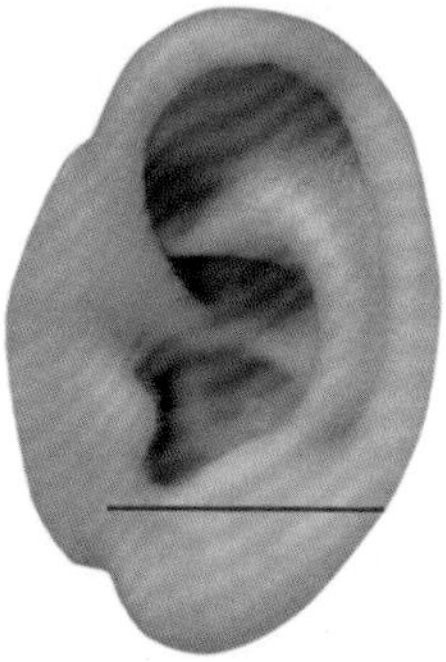
对耳屏耳甲缘	即对耳屏与耳甲的分界线，指对耳屏内侧面与耳甲的折线	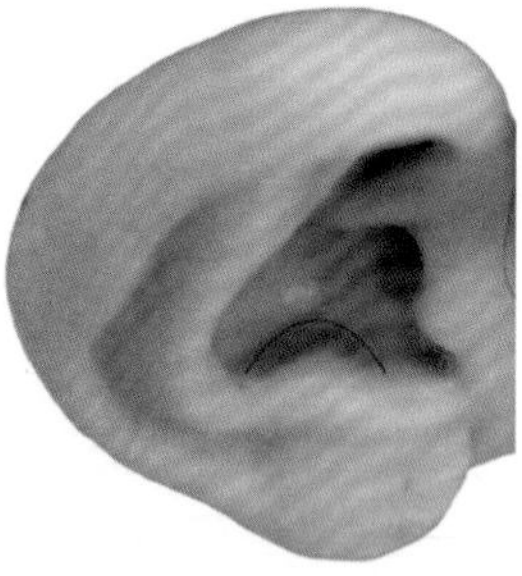

（续 表）

解剖名称	解剖定位	配图
耳屏前缘	即耳屏外侧面与面部的分界线，指沿耳屏前沟所做的直线	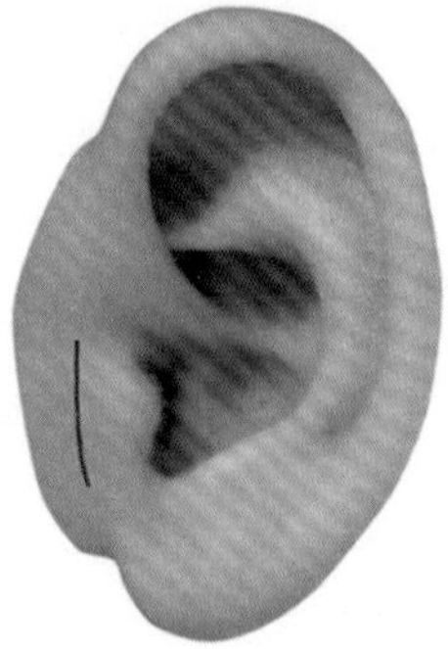
耳轮前缘	即耳轮与面部的分界线，指沿耳轮前沟所做的直线	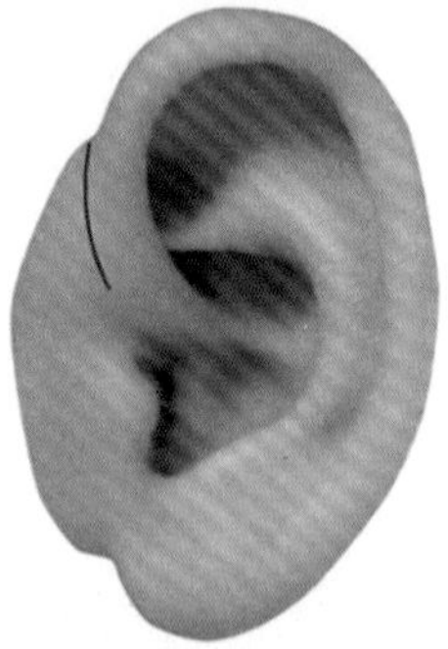
耳垂前缘	即耳垂与面颊的分界线，指沿耳垂前沟所做的直线	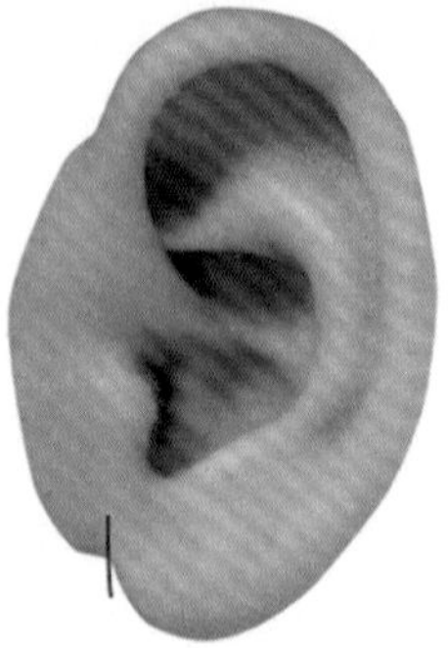

注：耳郭基本标志线的划定适用于耳郭分区的说明。

耳郭标志点、线的设定适用于耳郭分区的说明（图 2–1）：

1. 在耳轮内缘上，设耳轮脚切迹至对耳轮下脚间中上 1/3 交界处为 A 点。

2. 在耳甲内，由耳轮脚消失处向后做一水平线与对耳轮耳甲缘相交，设交点为 D 点。

3. 设耳轮脚消失处至 D 点连线的中后 1/3 交界处为 B 点。

4. 设外耳道口后缘上 1/4 与下 3/4 交界处为 C 点。

5. 从 A 点向 B 点做一条与对耳轮耳甲艇缘弧度大体相仿的曲线。

6. 从 B 点向 C 点做一条与耳轮脚下缘弧度大体相仿的曲线。

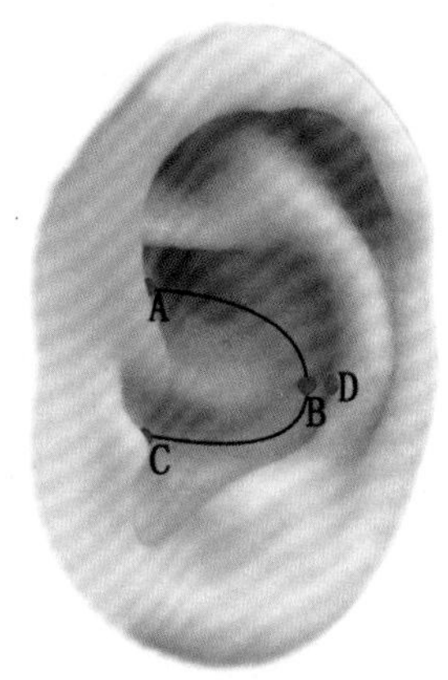

图 2–1　耳郭标志点、线的设定适用于耳郭分区说明示意图

第四节　耳穴名称、定位及功能

一、耳轮穴位

耳轮脚为耳轮 1 区；耳轮脚切迹到对耳轮下脚上缘之间的耳轮分为 3 等份，自下而上依次为耳轮 2 区，耳轮 3 区，耳轮 4 区；对耳轮下脚上缘到对耳轮上脚前缘之间的耳轮为耳轮 5 区；对耳轮上脚前缘到耳尖之间的耳轮为耳轮 6 区；耳尖到耳轮结节上缘为耳轮 7 区；耳轮结节上缘到耳轮结节下缘为耳轮 8 区；耳轮结节下缘到轮垂切迹之间的耳轮分为 4 等份，自上而下依次为耳轮 9 区、耳轮 10 区、耳轮 11 区、耳轮 12 区（图 2–2）。

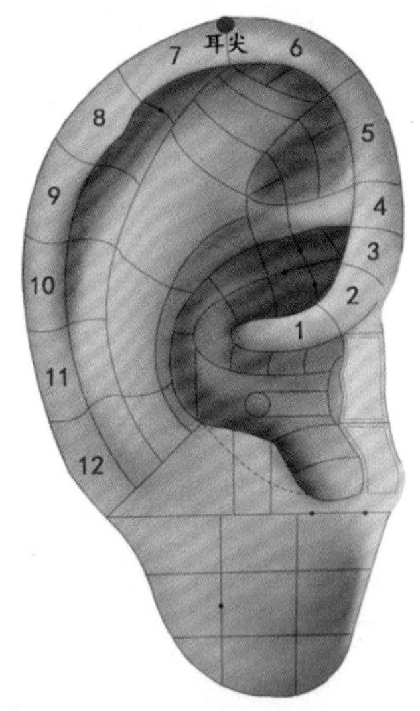

图 2–2　耳轮穴位分区

耳中

定位：在耳轮脚处，即耳轮 1 区。

曾用名或并用名：横膈膜/膈、神经丛点、支点、神经官能症点、零点、奇点、耳三焦、遗尿点。

最早记载：唐·孙思邈《备急千金要方》："耳中穴，在耳门孔上横梁是，针灸之，治马黄、黄疸，寒暑疫毒等病。"

穴位功能：解痉止逆，理气宽胸，清热凉血。

主治：解剖相当于膈肌，故相应部位主治：膈肌痉挛，呃逆。

膈腧又称血会，故可治疗各种血液系统疾病，如缺铁性贫血、咯血、功能性子宫出血、血小板减少性紫癜等。有清热凉血的作用，故可祛风止痒，治疗各种皮肤病，如皮肤瘙痒、荨麻疹、湿疹、痤疮。耳中区有丰富的神经分布，故可治疗心绞痛、遗尿等。

直肠

定位：在耳轮脚棘前上方的耳轮处，即耳轮 2 区。

曾用名或并用名：直肠下端、止泻、艇直肠。

最早记载：《Nogier · P 译文》："外生殖器及尿道和直肠后部位于耳轮高缘。"

穴位功能：活血消肿，清热利湿，通腑涩肠，升阳止痢。

主治：痔疮、肛裂、肛门脓肿。

双向调节直肠的功能：主治便秘、腹泻、肠炎、痢疾。

尿道

定位：在直肠上方的耳轮处，即耳轮 3 区。

曾用名或并用名：尿道 1。

最早记载：《Nogier · P 译文》："外生殖器及尿道和直肠后部位于耳轮高缘。"

穴位功能：清下焦湿热，益肾缩泉，通利小便，双向调节。

主治：尿道炎、尿路感染、尿频、尿急、尿痛、尿潴留等。

外生殖器

定位：在对耳轮下脚前方的耳轮处，即耳轮 4 区。

曾用名或并用名：外生殖器、尿道、直肠下段、外交感。

最早记载：《Nogier · P 译文》："外生殖器及尿道和直肠后部位于耳轮高缘。"

穴位功能：补益肾阳，利湿止痒。

主治：睾丸炎、附睾炎、外阴瘙痒、阴囊湿疹等；调节生殖器官的功能：阳痿、早泄等；补益肾阳：治疗腰腿痛、下肢酸软等。

肛门

定位：在三角窝前方的耳轮处，即耳轮 5 区。

曾用名或并用名：痔核点、耳尖前（痔核点）、止血点、迎四。

最早记载：《耳针》："痔核点"位于"耳尖内侧，降压点上方。"

穴位功能：活血消肿，清热利湿。

主治：痔疮、肛裂、脱肛、肛门息肉、肛门瘙痒。

耳尖前

定位：在耳郭向前对折上部尖端的前部，即耳轮 6 区。

曾用名或并用名：耳涌、感冒、痔核点。

最早记载：《银海精微》："问曰人之患眼，偏正头痛者何也？答曰……灸穴：……耳尖二穴……"

功能主治：同耳尖。

耳尖

定位：在耳郭向前对折的上部尖端处，即耳轮 6、7 区交界处。

曾用名或并用名：扁桃体 1。

最早记载：明 · 杨继洲《针灸大成》"耳尖二穴"位于"耳尖上，卷耳取尖上是穴"。

穴位功能：清热凉血，疏肝明目。

主治：退热（高热加三尖一腺放血）、降压（高血压）、消炎（扁桃体炎、乳腺炎等）、镇静（焦虑、失眠等）、止痛（头痛、牙痛等）、抗过敏（法国认为耳尖穴为过敏点）、醒脑明目（头晕目眩、视物模糊）；三抗一升：抗过敏、抗风湿、抗感染，提升机体免疫功能。

耳尖后

定位：在耳郭向前对折上部尖端的后部，即耳轮 7 区。

曾用名或并用名：扁桃体 1。

最早记载：《银海精微》："问曰人之患眼，偏正头痛者何也？答曰……灸穴……耳尖二穴……"

功能主治：同耳尖。

结节

定位：在耳轮结节处，即耳轮 8 区。

曾用名或并用名：降压、肝阳、肝阳 1、肝阳 2、枕小神经。

最早记载：《耳针治疗 1500 例的临床分析》图示："降压"位于耳轮结节上缘，现耳轮 8 区。

穴位功能：平肝潜阳。

主治：肝系疾病：慢性肝炎、迁延性肝炎、单纯转氨酶增高；肝阳上亢引起的头痛、头晕、高血压。

轮 1

定位：在耳轮结节下方的耳轮处，即耳轮 9 区。

曾用名或并用名：上 1。

最早记载：《耳针治疗 1500 例的临床分析》图示：将从耳轮结节下缘至耳垂下缘中点的耳轮和耳垂后下缘部分成 5 等份计有 6 个点，自上向下分别为上 1、上 2、上 3、上 4、上 5、上 6。上 1 在现耳轮 9 区。

穴位功能：清热解毒。

主治：各种炎症，热证，痛证。耳内放血不便时，在对应轮区放血。

轮 2

定位：在轮 1 区下方的耳轮处，即耳轮 10 区。

曾用名或并用名：上 2、扁桃体 2。

最早记载：《耳针治疗 1500 例的临床分析》图示：将从耳轮结节下缘至耳垂下缘中点的耳轮和耳垂后下缘部分成 5 等份计有 6 个点，自上向下分别为上 1、上 2、上 3、上 4、上 5、上 6。上 2 在现耳轮 10 区。

功能主治：同轮 1。

轮 3

定位：在轮 2 区下方的耳轮处，即耳轮 11 区。

曾用名或并用名：上 3。

最早记载：《耳针治疗 1500 例的临床分析》图示：将从耳轮结节下缘至耳垂下缘中点的耳轮和耳垂后下缘部分成 5 等份计有 6 个点，自上向下分别为上 1、上 2、上 3、上 4、上 5、上 6。上 3 在现耳轮 11 区。

功能主治：同轮 1。

轮 4

定位：在轮 3 区下方的耳轮处，即耳轮 12 区。

曾用名或并用名：上 4、扁桃体 3。

最早记载：《耳针治疗 1500 例的临床分析》图示：将从耳轮结节下缘至耳垂下缘中点的耳轮和耳垂后下缘部分成 5 等份计有 6 个点，自上向下分别为上 1、上 2、上 3、上 4、上 5、上 6。上 4 在现耳轮 12 区。

功能主治：同轮 1。

二、耳舟穴位

耳舟分为 6 等份，自上而下依次为耳舟 1 区、2 区、3 区、4 区、5 区、6 区（图 2–3）。

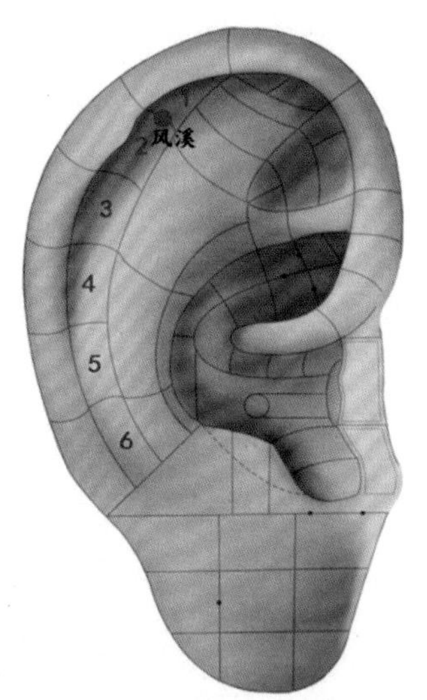

图 2–3　耳舟穴分区

指

定位：在耳舟上方处，即耳舟 1 区。

曾用名或并用名：阑尾 1。

最早记载：《Nogier · P 译文》：“手和手指紧靠于耳轮上缘。”

穴位功能：舒筋活络，利指。

主治：治疗指及指关节疾病，如甲沟炎、手指麻木和疼痛、指部冻疮、雷诺病等。

腕

定位：在指区的下方处，即耳舟 2 区。

曾用名或并用名：无。

最早记载：《Nogier · P 译文》图二示："腕"在与对耳轮下脚上缘同水平的耳舟处，现耳舟 2 区。

穴位功能：舒筋活络，利腕。

主治：治疗腕关节疾病，如腕关节扭伤，类风湿关节炎等。

风溪

定位：在耳轮结节前方，指区与腕区之间，即耳舟 1、2 区交界处。

曾用名或并用名：掌、荨麻疹、荨麻疹区、荨麻疹点、结节内。

最早记载：《常用新医疗法手册》："荨麻疹区"位于"指、腕两穴之间并偏对耳轮一侧"，该文示，呈线状样。

穴位功能：祛风止痒，抗过敏。

主治：三抗一提（抗过敏、抗感染、抗风湿、提高免疫力）。治疗各种过敏性疾病：过敏性皮炎、过敏性鼻炎、过敏性结肠炎等；皮肤瘙痒症：如急慢性荨麻疹、湿疹等；各种胶原组织病：如红斑狼疮、风湿性关节炎、类风湿关节炎等。

肘

定位：在腕区的下方处，即耳舟 3 区。

曾用名或并用名：荨麻疹点、臂、房室结穴。

最早记载：《耳针疗法》图示："肘"位于耳舟中上部，现耳舟 3 区。

穴位功能：舒筋活络，利关节。

主治：肘部疼痛、风湿性肘关节炎、肘关节扭挫伤、网球肘等；速听点及速听经：1971 年日本三谷颖根据按压耳舟中部"速听点"引起的感传及把耳郭上能引起听力增加的点连接起来，绘出了一条线，从耳轮背部上行，绕耳轮向前达耳屏，从耳屏下缘，经耳屏内侧返回耳门，并称其为"速听经"。

肩

定位：在肘区的下方处，即耳舟 4、5 区。

曾用名或并用名：肩关节、阑尾 2、肱、腋下、肩痛、胸外。

最早记载：《Nogier · P 译文》图示："肩""肩关节"在与耳轮脚同水平的耳舟部，现耳舟 4、5 区。

穴位功能：舒筋活络，止痛。

主治：治疗肩部疾病，如肩关节周围炎、肩关节疼痛、肩关节扭伤、风湿性关节炎等。

锁骨

定位：在肩区的下方处，即耳舟6区。

曾用名或并用名：颈、颏、耳屏外三穴、肾炎点、阑尾点3、耳大神经点。

最早记载：《Nogier・P译文》图示："锁骨"在耳舟之下端，现耳舟6区。

穴位功能：舒筋活络，利关节，止痛。

主治：治疗肩关节周围炎（锁骨为治疗肩周炎之要穴）；肩、背、颈部疼痛；风湿病等。

三、对耳轮穴位

对耳轮上脚分为上、中、下3等份。下1/3为对耳轮5区，中1/3为对耳轮4区；再将上1/3分为上、下等份，下1/2为对耳轮3区，再将上1/2分为前、后两等份，后1/2为对耳轮2区，前1/2为对耳轮1区。对耳轮下脚分为前、中、后3等份，中前2/3为对耳轮6区，后1/3为对耳轮7区。将耳轮体从对耳轮上、下脚分叉处至轮屏切迹分为5等份，再沿对耳轮耳甲缘将对耳轮体分为前1/4和后3/4两部分，前上2/5为对耳轮8区，后上2/5为对耳轮9区，前中2/5为对耳轮10区，后中2/5为对耳轮11区，前下1/5为对耳轮12区，后下1/5为对耳（图2–4）。

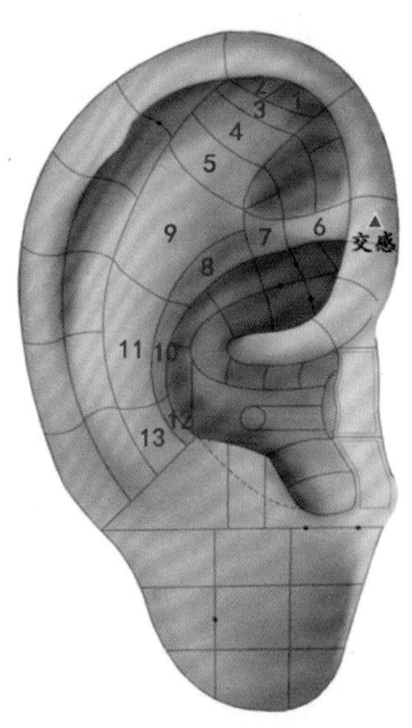

图2–4　对耳轮穴位分区

跟

定位：在对耳轮上脚前上部，即对耳轮1区。

曾用名或并用名：踵、踝、足心。

最早记载：《Nogier・P译文》图示："踵"在对耳轮上脚的前上方，

现对耳轮1区。

穴位功能：强筋壮骨，活血止痛。

主治：足跟部疾患，如足跟外伤、感染、冻伤、跟骨刺等所致的足跟疼痛。

趾

定位：在耳尖下方的对耳轮上脚后上部，即对耳轮2区。

曾用名或并用名：无。

最早记载：《耳针治疗1500例的临床分析》图示："趾"在对耳轮上脚的后上部，现对耳轮2区。

穴位功能：活血通络，消肿止痛。

主治：各种原因引起的足趾关节炎症、疼痛、瘙痒等，如趾关节扭伤、冻伤、关节炎、足趾活动障碍、甲沟炎等。

踝

定位：在趾、跟区下方处，即对耳轮3区。

曾用名或并用名：踝关节、小腿、腓肠/腓肠肌、足背。

最早记载：《常用新医疗法手册》："踝"位于"跟穴稍下偏外处"。

穴位功能：舒筋活络，活血止痛。

主治：踝关节部位病变，如踝关节扭挫伤、踝关节炎等。

膝

定位：在对耳轮上脚中1/3处，即对耳轮4区。

曾用名或并用名：踝、膝关节、股四头肌、股外侧（肌）、股内侧（肌）、膝盖。

最早记载：《耳针治疗1500例的临床分析》图示："踝"在对耳轮上脚中部，近三角窝缘处，现对耳轮4区。

穴位功能：舒筋活络，止痛，祛风除湿。

主治：各种原因引起的膝关节疾患及下肢活动障碍，如：膝关节疼痛、膝关节扭伤、髌骨骨折、坐骨神经痛等。

髋

定位：在对耳轮上脚下1/3处，即对耳轮5区。

曾用名或并用名：膝、足三里、髋关节、腘窝。

最早记载：《Nogier · P 译文》图示："膝"位于对耳轮上下脚分叉处稍上方，现对耳轮 5 区。

穴位功能：活血通络，止痛，利关节。

主治：各种原因引起的髋部疾患，如髋关节疼痛、髋关节炎、髋关节结核、坐骨神经痛、腰骶部疼痛等。

坐骨神经

定位：在对耳轮下脚前 2/3 处，即对耳轮 6 区。

曾用名或并用名：坐骨神经痛特效点、坐骨、（部分）腰椎、（部分）腰骶椎、骶椎、迷走穴、割耳点。

最早记载：《Nogier · P 译文》图示："坐骨神经痛特效点"在对耳轮下脚前 1/2 处，现对耳轮 6 区。

穴位功能：活血通络，止痛。

主治：坐骨神经引起的各种疾患，如腰骶部疼痛、下肢疼痛等。

交感

定位：在对耳轮下脚前端与耳轮内缘交界处，即对耳轮 6 区。

曾用名或并用名：下脚端、交感神经索、交感 1。

最早记载：《Nogier · P 译文》："对耳轮隐端，相当于交感神经索。"

穴位功能：双向调节自主神经功能。

主治：消化系统：胃绞痛、肠绞痛等，胃酸分泌过多等，流涎等；循环系统：血栓闭塞性脉管炎、静脉炎等；呼吸系统：支气管哮喘、慢阻肺等；泌尿系统：遗尿等；生殖系统：难产，痛经，阳痿等。

臀

定位：在对耳轮下脚后 1/3 处，即对耳轮 7 区。

曾用名或并用名：（部分）腰椎、（部分）腰骶椎。

最早记载：《Nogier · P 译文》图示："臀部"位于对耳轮下脚中点稍后处，现对耳轮 7 区。

穴位功能：通经活络，祛风止痛。

主治：治疗臀部疾患，如臀筋膜炎、坐骨神经痛、臀、骶部疼痛等。

腹

定位：在对耳轮体前部上 2/5 处，即对耳轮 8 区。

曾用名或并用名：腰骶椎、腰（肾）、热穴、阴囊。

最早记载：《耳针》：“腹”位于“腰椎与骶椎之间，偏内侧”。

穴位功能：活血通络，解痉止痛。

主治：治疗腹部疾患，如腹痛、腹胀、腹泻、痛经、产后宫缩痛、肠炎、肠结核、便秘、急性腰扭伤等。

腰骶椎

定位：在腹区后方，即对耳轮 9 区。

曾用名或并用名：腹、腹痛点、腹外、阑尾腹点、下腹、腰肌、腰椎、骶椎、尾椎、骶髂关节、腹股沟、结石点。

最早记载：《Nogier・P 译文》图示：“腹”在与对耳轮下脚下缘同水平的对耳轮处，现对耳轮 9 区。

穴位功能：益肾健腰，通经活络，祛瘀止痛。

主治：腰骶部疾患，如腰扭伤、腰肌劳损、腰椎骨质增生、肾炎及肾结石引起的腰痛等；腰骶引起的下肢疾患，如腿疼等。

胸

定位：在对耳轮体前部中 2/5 处，即对耳轮 10 区。

曾用名或并用名：胸椎、肋缘下。

最早记载：《Nogier・P 译文》：“在对耳轮自上而下依次排列着——颈部、胸部及腰骶部。”该文图示：“胸”位于屏上切迹同水平的对耳轮稍上方，现对耳轮 11 区。

穴位功能：宽胸理气，舒筋止痛。

主治：胸部疾患，如胸胁部疼痛、肋间神经痛、胸闷、胸膜炎、肋软骨炎、带状疱疹、经前乳房胀痛、乳腺炎、产后泌乳不足等。

胸椎

定位：在胸区后方，即对耳轮 11 区。

曾用名或并用名：胸、乳腺、胁肋、胸外。

最早记载：《Nogier・P 译文》：“在对耳轮自上而下依次排列着——

颈部、胸部及腰骶部。”该文图示：“胸”位于屏上切迹同水平的对耳轮稍上方，现对耳轮 11 区。

穴位功能：舒筋活络，止痛，利关节。

主治：治疗胸椎疾患，如胸椎骨质增生、胸背部疼痛及扭挫伤、经前乳房胀痛、乳腺炎、产后泌乳不足等。

颈

定位：在对耳轮体前部下 1/5 处，即对耳轮 12 区。

曾用名或并用名：颈椎、牙。

最早记载：《Nogier · P 译文》图示：对耳轮耳腔缘相当于脊柱，在直肠下段和肩关节同水平处分别做两条分界线，将脊柱分成三段，下段为颈椎，现对耳轮 12 区。

穴位功能：通经活络，活血止痛。

主治：治疗颈部疾患，如颈椎病、落枕、颈部扭伤、甲状腺疾病等。

颈椎

定位：在颈区后方，即对耳轮 13 区。

曾用名或并用名：颈、甲状腺、止通点、肩背。

最早记载：《Nogier · P 译文》：“在对耳轮自上而下依次排列着——颈部、胸部及腰骶部。”该文图示：“颈”位于轮屏切迹中点，现对耳轮 13 区。

穴位功能：通经活络，祛风止痛，利关节。

主治：治疗颈椎疾病，如颈椎病、颈项疾病、落枕、肩周炎等。

四、三角窝穴位

将三角窝由耳轮内缘至对耳轮上、下脚分叉处分为前、中、后 3 等份，中 1/3 为三角窝 3 区；再将前 1/3 分为上、中、下 3 等份，上 1/3 为三角窝 1 区，中下 2/3 为三角窝 2 区；再将后 1/3 分为上、下 2 等份，上 1/2 为三角窝 4 区，

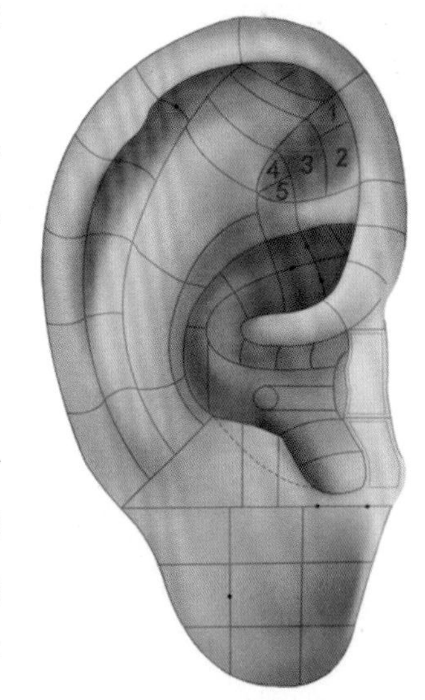

图 2-5　三角窝穴位分区

下 1/2 为三角窝 5 区（图 2–5）。

角窝上

定位：在三角窝前 1/3 的上部，即三角窝 1 区。

曾用名或并用名：降压点。

说明：依照命名及定位原则，不采用以某些诊治功能命名的耳穴名称，并名为“角窝上”。

穴位功能：平肝潜阳，息风。

主治：高血压及高血压引起的头痛、头晕等。

内生殖器

定位：在三角窝前 1/3 的下部，即三角窝 2 区。

曾用名或并用名：子宫、精宫、天癸、卵巢、直肠下段、外生殖器 2、尿道 2、提宫。

最早记载：《耳针治疗 1500 例的临床分析》图示：“子宫”在三角窝内，近耳轮缘偏下处，现三角窝 2 区。

穴位功能：补益肝肾，祛瘀止痛，调经止带。

主治：月经不调、带下症、痛经、子宫内膜炎、不孕症、性功能减退等，阳痿、遗精、早泄、附睾炎、前列腺炎等。

角窝中

定位：在三角窝中 1/3 处，即三角窝 3 区。

曾用名或并用名：喘点、肝炎点、便秘点。

说明：“喘点”“肝炎点”“便秘点”均在本穴区内，依照命名及定位原则，不采用以某些诊治功能命名的耳穴名称，并名为“角窝中”。

穴位功能：清热利湿，止咳平喘。

主治：便秘、哮喘、咳嗽等。

神门

定位：在三角窝后 1/3 的上部，即三角窝 4 区。

曾用名或并用名：神、耳神门、盆腔。

最早记载：许作霖：“神：三角窝中、天癸微下方。”

穴位功能：醒脑开窍，镇静安神，清热解毒，祛风止痛。

主治：镇静安神、降压、止痒、止泻、止带、止晕，常用于神经系统、心血管系统、呼吸系统、消化系统、泌尿生殖系统及运动系统等疾病，如失眠、癫痫、高血压、头晕、戒断综合征、精神分裂症等；镇痛作用，用于各种疼痛性疾病。作为配穴使用；消炎作用，用于各种炎症疾患，常用于治疗妇科炎症疾患。

注：此穴以镇静为主，故腹胀、痰多咳嗽禁用此穴。

盆腔

定位：在三角窝后 1/3 的下部，即三角窝 5 区。

曾用名或并用名：盆腔炎点、股关、股关节。

最早记载：《耳针治疗 1500 例的临床分析》图示："股关"在三角窝后内，近对耳轮下脚，现三角窝 5 区。

穴位功能：调经止痛，活血化瘀。

主治：盆腔炎、下腹部疼痛、痛经、前列腺炎等。

五、耳屏穴位

耳屏外侧面分为上、下 2 等份，上部为耳屏 1 区，下部为耳屏 2 区。将耳屏内侧面分为上、下 2 等份，上部为耳屏 3 区，下部为耳屏 4 区（图 2-6）。

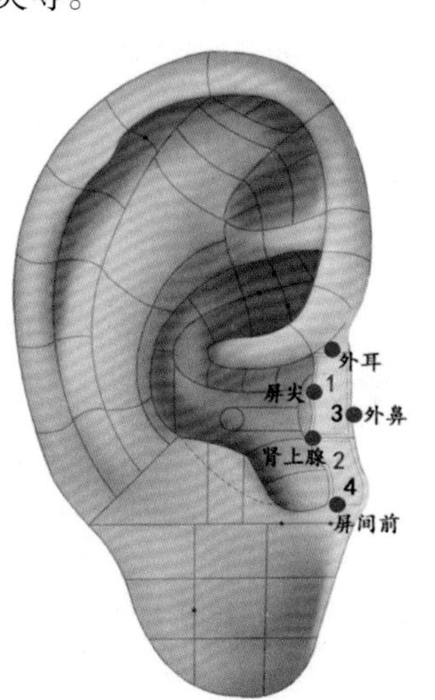

图 2-6　耳屏穴位分区

上屏

定位：在耳屏外侧面上 1/2 处，即耳屏 1 区。

曾用名或并用名：咽喉头、心脏点、渴点、鼻眼净、新眼。

说明："咽喉头""心脏点""渴点""鼻眼净""新眼"均在本穴区内，依照命名及定位原则，并名为"上屏"。

穴位功能：缩泉止渴，降心率。

主治：糖尿病、尿崩症、口干多饮、心律不齐等症。

下屏

定位：在耳屏外侧面下 1/2 处，即耳屏 2 区。

曾用名或并用名：饥点、高血压点、目 1、新眼。

说明："饥点""高血压点""目 1"三穴均在本穴区内，依照命名及定位原则，并名为"下屏"。

穴位功能：调理中焦。

主治：神经性多食、甲状腺功能亢进、糖尿病、肥胖症等。

外耳

定位：在屏上切迹前方近耳轮部，即耳屏 1 区上缘处。

曾用名或并用名：耳。

最早记载：《耳针疗法》（河北）图示："耳"在屏上切迹稍上近耳轮处，现耳屏 1 区内。

穴位功能：通经络，开耳窍。

主治：外耳耳郭皮肤病，如湿疹、神经性皮炎、脂溢性皮炎、牛皮癣、冻疮等；耳朵炎症疾病，如外耳道炎、中耳炎等；助听，治疗听力减退、耳聋（注：耳鸣患者不用外耳，仅用内耳）；止晕，各种原因引起的头晕、头胀，尤其是梅尼埃病引起的眩晕。

屏尖

定位：在耳屏游离缘上部尖端，即耳屏 1 区后缘处。

曾用名或并用名：珠顶、上屏尖。

最早记载：《针灸孔穴及其疗法便览》："珠顶，奇穴。两耳当耳珠尖上。"

穴位功能：清热解毒，退热消炎。

主治：治疗各种原因引起的高热、低热等，高热惊厥时给予三尖一腺放血（耳尖、屏尖、对屏尖、肾上腺）。

外鼻

定位：在耳屏外侧面中部，即耳屏 1、2 区之间。

曾用名或并用名：鼻。

最早记载：《耳针治疗 1500 例的临床分析》图示："鼻"在耳屏外侧面中点，现耳屏 1、2 区之间。

穴位功能：活血通络，疏风开窍。

主治：鼻部疾患，如：鼻塞、鼻衄、过敏性鼻炎、酒渣鼻、鼻部疖肿等。

肾上腺

定位：在耳屏游离缘下部尖端，即耳屏 2 区后缘处。

曾用名或并用名：下屏尖。

最早记载：《Nogier · P 译文》："耳屏边缘为肾上腺。"

穴位功能：清热解毒，祛风止痛，回阳固脱。

主治：用于治疗肾上腺皮质功能紊乱所致的疾病，如艾迪生病、库欣综合征等；抗过敏，用于治疗各种过敏性疾病，如过敏性皮炎、过敏性鼻炎等；抗风湿，用于治疗风湿病，如风湿性关节炎、类风湿关节炎、系统性红斑狼疮等；抗感染，用于治疗各种炎症病变；退热，用于治疗各种原因引起的高热、低热；升压，治疗低血压，尤其是低血压休克的抢救治疗；止血，治疗出血性疾病，如功能性子宫出血，便血、鼻衄等；解除支气管平滑肌痉挛，治疗支气管哮喘、喘息性支气管炎等。

咽喉

定位：在耳屏内侧面上 1/2 处，即耳屏 3 区。

曾用名或并用名：咽区、哑门、声带、增音、声门、神经点、耳颞神经点、牙病点。

最早记载：《常用新医疗法手册》："咽喉"位于"耳屏内面，内对外耳道口，外与屏尖穴同水平"。

穴位功能：清热解毒，清音利咽。

主治：咽喉疾患，如：急慢性咽炎、扁桃体炎、声音嘶哑、失语、哮喘等。

内鼻

定位：在耳屏内侧面下 1/2 处，即耳屏 4 区。

曾用名或并用名：鼻咽。

最早记载：《常用新医疗法手册》："内鼻"位于"耳屏内面，咽喉穴之下方，外与肾上腺穴同水平。"

穴位功能：疏风开窍。

主治：各种鼻部疾患，包括鼻炎、过敏性鼻炎、副鼻窦炎、鼻出血、感冒等。

屏间前

定位：在屏间切迹前方，耳屏最下部，即耳屏 2 区下缘处。

曾用名或并用名：青光、目 1、切迹前。

最早记载：《耳针治疗 1500 例的临床分析》图示：“目 1”在屏间切迹前下方，现耳屏 2 区。

穴位功能：清肝明目。

主治：治疗假性近视、青光眼、视疲劳等。

六、对耳屏穴位

由对屏尖及对屏尖至轮屏切迹连线之中点分别向耳垂上线做两条垂线，将对耳屏外侧面及前后部分为前、中、后三区。前为对耳屏 1 区，中为对耳屏 2 区，后为对耳屏 3 区。对耳屏内侧面为对耳屏 4 区（图 2–7）。

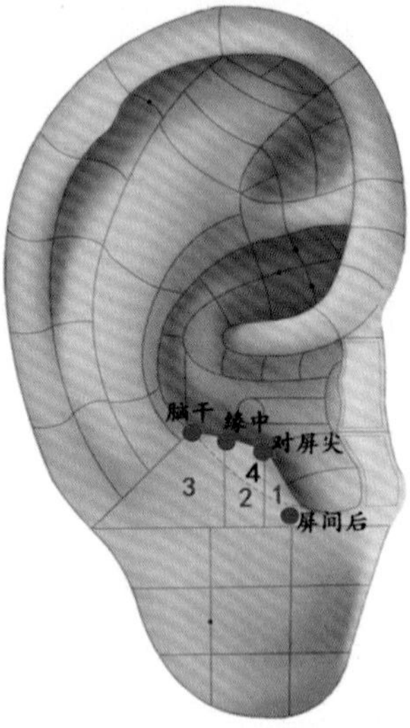

图 2–7　对耳屏穴位分区

额

定位：在对耳屏外侧面的前部，即对耳屏 1 区。

曾用名或并用名：目 2。

最早记载：《Nogier・P 译文》：“在对耳屏之前下侧为额区，后侧为枕骨部。”

穴位功能：清利头目，镇静止痛，健脑。

主治：各种原因引起的前额痛；用于治疗头昏、麻木、头部沉重感、视物模糊、视力减退、记忆力减退、精力不集中等。

屏间后

定位：在屏间切迹后方，对耳屏前下部，即对耳屏 1 区下缘处。

曾用名或并用名：散光、目 2、切迹后。

最早记载：《耳针治疗 1500 例的临床分析》图示：“目 2”在屏间切迹后下方，现对耳屏 1 区内。

穴位功能：清肝明目。

主治：治疗假性近视、散光、视疲劳等。

颞

定位：在对耳屏外侧面的中部，即对耳屏 2 区。

曾用名或并用名：太阳。

最早记载：《常用新医疗法手册》："太阳"位于"额穴、枕穴连线的中点处"。

穴位功能：助听止鸣，镇静止痛。

主治：助听止鸣，相当于人体的听觉中枢，常用于治疗耳鸣、听力下降；镇静止痛，用于治疗偏头痛、双太阳穴痛和双颞侧头痛等。

枕

定位：在对耳屏外侧面的后部，即对耳屏 3 区。

曾用名或并用名：喉牙、顶、晕点、镇咳穴、癫痫穴、智齿、神经衰弱区。

最早记载：《Nogier · P 译文》："在对耳屏之前下侧为额区，后侧为枕骨部。"

穴位功能：镇静止晕，镇惊息风，明目。

主治：后头痛、枕大神经痛等，止晕（枕为止晕要穴），用于治疗内耳眩晕症，自主神经功能紊乱，高血压所致的头晕，脑动脉硬化供血不足所致的头昏、头晕，晕车、晕船、晕机，镇静作用。枕与神门联用，加强镇静安神作用，常用于镇静、安神、降压、止咳、平喘、止痒、止痛、止吐、止泻等；镇惊作用，用于治疗癫痫、面肌痉挛、小儿多动症、震颤等；明目作用，相当于人体的视觉中枢，用于治疗眼疾、视神经病变、屈光不正、弱视、假性近视等。

皮质下

定位：在对耳屏内侧面，即对耳屏 4 区。

曾用名或并用名：皮质下区、神经系统皮质下、消化系统皮质下、心血管系统皮质下、脑下垂体、丘脑、脑、大脑区、睾丸、卵巢、精、兴奋点、四肢运动中枢、肢运中枢、遗尿点、癫痫点、体温中枢、语言中枢、神经点、牙痛点。

最早记载：《Nogier · P 译文》："图三示耳郭与下列各脏器的关系……

皮质下区，呈三角形，为大脑区一神经区域，其尖端为脑下垂体。”

穴位功能：调节大脑皮质的功能。

主治：用于治疗全身多种疾病，如神经系统疾病：神经衰弱、自主神经功能紊乱、神经官能症、精神分裂症、情绪问题（焦虑、紧张、忧郁）等。消化系统功能紊乱：消化不良、消化管道的炎症和溃疡、恶心呕吐、腹胀、腹泻、便秘、肝胆系统疾病等；心血管系统疾病：高血压、冠心病、心律失常、血栓闭塞性脉管炎、雷诺病等。

对屏尖

定位：在对耳屏游离缘的尖端，即对耳屏 1、2、4 区交点处。

曾用名或并用名：平咳、平喘、腮腺、眼睑、升压。

最早记载：《耳针治疗 1500 例的临床分析》图示：“平咳”在对耳屏的尖端。

穴位功能：祛风止痒，清热解毒。

主治：清热解毒，治疗和预防腮腺炎；祛风止痒，治疗皮炎、皮肤瘙痒、神经性皮炎等。

缘中

定位：在对耳屏游离缘上，对屏尖与轮屏切迹之中点处，即对耳屏 2、3、4 区交点处。

曾用名或并用名：脑点、脑垂体。

最早记载：《常用新医疗法手册》：“脑点”位于“对耳屏边缘上，脑干穴与腮腺穴之间”。

穴位功能：调节脑垂体功能。

主治：治疗脑垂体功能紊乱、内分泌系统疾病，如垂体病、席汉综合征等；垂体分泌：生长激素（治疗小儿身高不长）、催乳素（治疗产后泌乳不足）、促甲状腺激素（治疗甲状腺功能减退）、促性腺激素（治疗性功能低下）、促肾上腺皮质激素（治疗艾迪生症、糖尿病等）、黑色素细胞刺激素（治疗黑色素缺乏症）、垂体后叶素（用于止血，治疗功能性子宫出血等出血性疾病）；垂体储存抗利尿激素（治疗遗尿、升压等）、催产素（治疗难产等）；经验治疗：内耳眩晕症等。

脑干

定位：在轮屏切迹处，即对耳屏 3、4 区之间。

曾用名或并用名：无。

最早记载：《常用新医疗法手册》："脑干"位于"对耳屏边缘的后段上，邻近颈穴"。

穴位功能：平肝息风，健脑安神。

主治：控制肌紧张，治疗惊厥、癫痫、多动症；咳嗽反射中枢，治疗咳嗽；呕吐反射中枢，治疗呕吐；心血管中枢、呼吸中枢、迷走神经背核控制消化系统，调理心血管系统、呼吸系统、消化系统疾病；多巴胺能神经元胞体主要分布于中脑，治疗戒断综合征。

七、耳甲穴位

将 BC 线前段与耳轮脚下缘间分成 3 等份，前 1/3 为耳甲 1 区、中 1/3 为耳甲 2 区、后 1/3 为耳甲 3 区，ABC 线前方，耳轮脚消失处为耳甲 4 区。将 AB 线前段与耳轮脚上缘及部分耳轮内缘间分成 3 等份，后 1/3 为 5 区、中 1/3 为 6 区、前 1/3 为 7 区。将对耳轮下脚下缘前、中 1/3 交界处与 A 点连线，该线前方的耳甲艇部为耳甲 8 区。将 AB 线前段与对耳轮下脚下缘间耳甲 8 区以后的部分，分为前、后 2 等份，前 1/2 为耳甲 9 区，后 1/2 为耳甲 10 区。在 AB 线后段上方的耳甲艇部，将耳甲 10 区后缘与 BD 线之间分成上、下 2 等份，上 1/2 为耳甲 11 区、下 1/2 为耳甲 12 区。由轮屏切迹至 B 点作连线，该线后方、BD 线下方的耳甲腔部为耳甲 13 区。以耳甲腔中央为圆心，圆心与 BC 线间距离的 1/2 为半径作圆，该圆形区域为耳甲 15 区。过 15 区最高点及最低点分别和外耳门后壁作两条切线，切线间为耳甲 16 区。15 区、16 区周围为耳甲

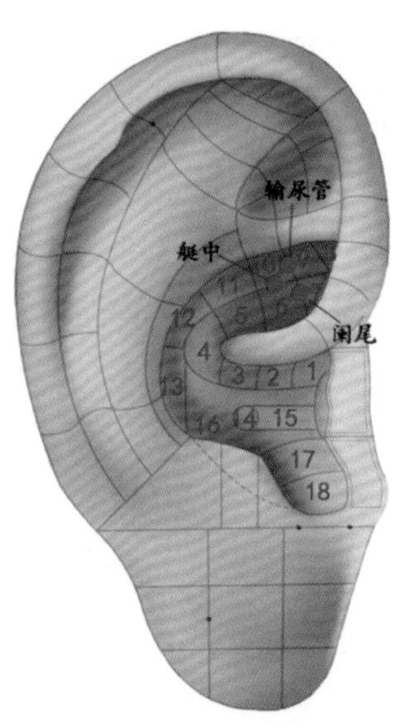

图 2-8　耳甲穴位分区

14 区。将外耳门的最低点与对耳屏耳甲缘中点相连，再将该线以下的耳甲腔部分为上、下 2 等份，上 1/2 为耳甲 17 区、下 1/2 为耳甲 18 区（图 2–8）。

口

定位：在耳轮脚下方前 1/3 处，即耳甲 1 区。

曾用名或并用名：疲消点、疲劳消除点（太田氏第一点）、咽喉点。

最早记载：《耳针治疗 1500 例的临床分析》图示："口"在外耳道开口的上方，现耳甲 1 区。

穴位功能：养阴生肌，利关节。

主治：口腔疾患，如口臭、舌炎、面瘫（口眼㖞斜）、颞颌关节功能紊乱等。疲劳恢复点：日本太田氏因发现外出步行较多，处于劳累状态下的同时，耳郭相当于我国耳穴口区处压痛明显，针刺后疲劳很快恢复，而定其为疲劳恢复点，又称太田氏第一点。故经验治疗疲劳综合征等。

食道

定位：在耳轮脚下方中 1/3 处，即耳甲 2 区。

曾用名或并用名：降糖 2。

最早记载：《Nogier · P 译文》图示："5a= 食道"在耳甲腔上部，耳轮脚下方的前半部，现耳甲 2 区。

穴位功能：清咽利膈。

主治：食道炎、食道痉挛、梅核气、鱼刺卡喉、减肥等。

贲门

定位：在耳轮脚下方后 1/3 处，即耳甲 3 区。

曾用名或并用名：无。

最早记载：《Nogier · P 译文》图示："5b= 贲门"在耳甲腔上部，耳轮脚下方的后部，现耳甲 3 区。

穴位功能：降逆止呕，降气宽胸。

主治：贲门痉挛、反酸、烧心、恶心、呕吐、减肥、胸部不适等。

胃

定位：在耳轮脚消失处，即耳甲 4 区。

曾用名或并用名：肌松点、松肌点、松肌、下垂点、肝炎点 2、毛细血管穴、止呃点。

最早记载：《Nogier · P 译文》图示："5c= 胃"在耳轮脚消失处，现耳甲 4 区。

穴位功能：健脾胃，消积滞。

主治：胃痉挛、胃炎、胃溃疡、增肥等；藏象学说：纳差、胃脘胀痛、食入不化、消谷善饥、胃中嘈杂、胃脘胀满或疼痛、大便秘结、恶心、呕吐、嗳气、失眠（胃失和降型）等；足阳明胃经：前额痛、上齿痛等。

十二指肠

定位：在耳轮脚及部分耳轮与 AB 线之间的后 1/3 处，即耳甲 5 区。

曾用名或并用名：胃窦部。

最早记载：《耳针治疗 1500 例的临床分析》图示："十二指肠"在耳轮脚消失处的上方，胃和小肠之间，现耳甲 5 区。

穴位功能：理气止痛。

主治：幽门痉挛、十二指肠溃疡、胆囊炎、胆石症、腹胀、腹泻、腹痛、消化不良、小儿厌食等。

小肠

定位：在耳轮脚及部分耳轮与 AB 线之间的中 1/3 处，即耳甲 6 区。

曾用名或并用名：无。

最早记载：《Nogier · P 译文》图示："5d= 小肠"在耳甲艇下部，耳轮脚上方的后半部，现耳甲 6 区。

穴位功能：消食化滞，理气止痛。

主治：消化不良、增肥；藏象学说：腹痛、肠鸣、便溏、泄泻等；手太阳小肠经：耳聋、耳鸣等。

大肠

定位：在耳轮脚及部分耳轮与 AB 线之间的前 1/3 处，即耳甲 7 区。

曾用名或并用名：结肠、血基点、乙状结肠。

最早记载：《Nogier · P 译文》图示："5e= 大肠"在耳甲艇下部，耳轮脚上方的前半部，现耳甲 7 区。

穴位功能：调理肠腑，清热凉血。

主治：肠炎、急慢性结肠炎等；藏象学说：大便秘结或泄泻、腹痛、肠鸣、里急后重、下痢脓血等；手阳明大肠经：下齿痛、颈肿等。

阑尾

定位：在小肠区与大肠区之间，即耳甲 6、7 区交界处。

曾用名或并用名：阑尾 4。

最早记载：《常用新医疗法手册》：“阑尾 4”位于“在大肠穴与小肠穴之间”。

穴位功能：活血祛瘀，清热止痛。

主治：急慢性阑尾炎。

艇角

定位：在对耳轮下脚下方前部，即耳甲 8 区。

曾用名或并用名：前列腺、内尿道（女）。

最早记载：《耳针》：“前列腺”位于“膀胱内侧，交感穴下”。

穴位功能：益肾，清热，通淋。

主治：治疗前列腺炎、前列腺肥大、遗精、早泄、泌尿系统感染、血尿等。

膀胱

定位：在对耳轮下脚下方中部，即耳甲 9 区。

曾用名或并用名：无。

最早记载：《Nogier · P 译文》图示：“1= 膀胱”在耳甲艇上部，对耳轮下脚的前半部，现耳甲 9 区。

穴位功能：助气化，清热通淋。

主治：膀胱炎、遗尿、尿频、尿急、尿痛、尿潴留等；藏象学说：癃闭、遗尿等；足太阳膀胱经：腰痛、坐骨神经痛、后头痛等。

肾

定位：在对耳轮下脚下方后部，即耳甲 10 区。

曾用名或并用名：耳聋点、耳聋穴、下焦。

最早记载：《针灸学讲义》：“肾脏（耳甲艇上后部）。”

穴位功能：益肾降火，强腰壮骨。

主治：肾炎、肾盂肾炎；藏象学说：小儿生长发育迟缓、成人早衰；

女子：月经不调、痛经、闭经、不孕；男子：阳痿、遗精、早泄、不育；腰膝酸软、神疲乏力、形寒肢冷、头晕耳鸣、手足心热、潮热盗汗、小便清长、夜尿多、遗尿、尿失禁、小便余沥、尿少、癃闭、水肿、牙齿松动、失眠、健忘等；足少阴肾经：腰痛、足跟痛、小腿内侧痛；病机十九条：诸寒收引，皆属于肾。

输尿管

定位：在肾区与膀胱区之间，即耳甲 9、10 区交界处。

曾用名或并用名：无。

最早记载：《常用新医疗法手册》："输尿管"位于"膀胱穴的后方"。

穴位功能：清热通淋，止痛。

主治：输尿管结石、尿路感染等。

胰胆

定位：在耳甲艇的后上部，即耳甲 11 区。

曾用名或并用名：胰脏、胰腺炎点、胰腺点、胆囊、胆道、胆管、胆总管点、糖尿病点、降糖 1。

最早记载：《P · Nogier 译文》图示："3= 胰脏"（左耳郭图）、"3a= 胆囊"（右耳郭图）在耳甲艇后下方，现耳甲 11 区，左耳为胰脏，右耳为胆囊。

穴位功能：疏肝利胆。

主治：胆囊（右耳）相应部位：胆囊炎、胆石症、胆道蛔虫症等；胰腺（左耳）相应部位：急慢性胰腺炎、糖尿病、消化不良、增肥等；藏象学说（胆腑）：食欲不振、厌食油腻、腹胀腹泻、黄疸、口苦、呕吐黄绿苦水、噩梦善惊等；足少阳胆经：偏头痛、带状疱疹、中耳炎、耳鸣等。

肝

定位：在耳甲艇的后下部，即耳甲 12 区。

曾用名或并用名：肝癌点。

最早记载：《Nogier · P 译文》图示："4= 肝"在耳甲艇后下方，现耳甲 12 区，左耳为左侧肝叶（较小），右耳为右侧肝叶（较大）。

穴位功能：疏肝利胆，清肝明目。

主治：急慢性肝炎、胆囊炎、胆石症、黄疸等；藏象学说：口苦、纳食不化、厌油腻、眩晕、抽搐、目干、目涩、近视、单纯性青光眼、抑郁、焦虑、妇科（月经不调、痛经、闭经、更年期综合征）、男科（遗精、排精困难）等；足厥阴肝经：乳房及少腹胀痛、颠顶痛、胸胁痛、少腹痛等；病机十九条：诸风掉眩，皆属于肝。

艇中

定位：在小肠区与肾区之间，即耳甲 6 区、10 区交界处。

曾用名或并用名：腹水点、腹水、脐中、醉点、腮腺炎点、前腹膜、后腹膜。

最早记载：《耳针》："腹水点"位于"在肾、胰胆、小肠三穴位之中间。"该文图示：腹水点居耳甲艇中央，现耳甲 6 区、10 区交界处。

穴位功能：调肠腑，利水除湿，理气消胀。

主治：腹水、腹痛、腹胀、胆道蛔虫症。

脾

定位：在 BD 线下方，耳甲腔的后上部，即耳甲 13 区。

曾用名或并用名：血液点。

最早记载：《Nogier · P 译文》图示："脾位于 11"在耳甲腔后部，现耳甲 13 区。

穴位功能：健脾和胃，补中益气。

主治：相应部位：脾肿大、脾功能亢进等；藏象学说：消化不良、腹胀、腹泻、食欲不振、内脏下垂、水湿、痰饮、水肿、泄泻、尿血、便血、崩漏、肌肉萎缩、四肢乏力、口臭、口腔溃疡等；足太阴脾经：舌强、股膝内肿痛、胸胁痛等；病机十九条：诸湿肿满，皆属于脾。

心

定位：在耳甲腔正中凹陷处，即耳甲 15 区。

曾用名或并用名：无。

最早记载：《Nogier · P 译文》图示："7= 心"在耳甲腔正中部，现耳甲 15 区。"左耳与右耳稍有区别。心脏区域较大"。

穴位功能：疏通血络，调理气血，宁心安神。

主治：心动过速、心律不齐、心绞痛、无脉症；藏象学说：神经衰弱、失眠、多梦，口舌生疮、多汗等；手少阴心经：目黄；病机十九条：诸痛痒疮，皆属于心。

气管

定位：在心区与外耳门之间，即耳甲 16 区。

曾用名或并用名：无。

最早记载：《常用新医疗法手册》："气管"位于"在心、肺穴与外耳道口之间。"该文示："气管"位于心与外耳道口之间，现耳甲 16 区，其上下为肺。

穴位功能：宣肺止咳，平喘化痰。

主治：气管炎、支气管炎、哮喘、急慢性咽炎。

肺

定位：在心、气管区周围处，即耳甲 14 区。

曾用名或并用名：心以上区：上肺、支气管、气管炎点、新眼点、治近 2、近视 1、结核点、上矽肺点、矽肺点（S）、催眠穴；心以下区：肺点、下肺、支气管、气管炎点、支气管扩张、支扩、结核点、下矽肺点、降糖 3。

最早记载：《Nogier · P 译文》图示："6= 肺"在耳甲腔部，心区上下及前方，现耳甲 14 区。

穴位功能：宣肺平喘利气。

主治：肺气肿、胸闷、戒断综合征；藏象学说：咳嗽、声音嘶哑、皮肤瘙痒症、荨麻疹、便秘；手太阴肺经：胸满；病机十九条：诸气膹郁，皆属于肺。

三焦

定位：在外耳门后下，肺与内分泌区之间，即耳甲 17 区。

曾用名或并用名：内鼻、气、甲状腺、牙痛奇穴。

最早记载：《三焦点在耳郭上的发现及其应用》："三焦"位于"在肺、脑皮质、内鼻三个区之间。"

穴位功能：调脏腑，利水道。

主治：西医解剖（面神经、舌咽神经、迷走神经从这里通过）治疗面痈、面肌痉挛、牙痛、语言障碍、口腔疾患等；藏象学说：调节五脏六腑，便秘、腹胀；手少阳三焦经：耳鸣、耳聋；经验治疗牙痛等。

内分泌

定位：在屏间切迹内，耳甲腔的底部，即耳甲 18 区。

曾用名或并用名：内分泌腺、激素点、屏间。

最早记载：《Nogier · P 译文》图示："10= 内分泌腺"在屏间切迹处，现耳甲 18 区。

穴位功能：清热解毒，祛风止痒，除湿止痛。

主治：内分泌紊乱疾病：甲亢、糖尿病、尿崩症、月经不调、更年期综合征等；三抗：抗风湿、抗过敏、抗感染（耳尖、风溪、肾上腺），治疗过敏性疾病、风湿病、胶原组织病、泌尿生殖系统疾病及各种炎症性疾病；利湿消肿：水肿、湿疹、减肥。

八、耳垂穴位

在耳垂上线至耳垂下缘最低点之间画两条等距离平行线，于上平行线上引两条垂直等分线，将耳垂分为 9 个区，上部由前到后依次为耳垂 1 区、2 区、3 区；中部由前到后依次为耳垂 4 区、5 区、6 区；下部由前到后依次为耳垂 7 区、8 区、9 区（图 2–9）。

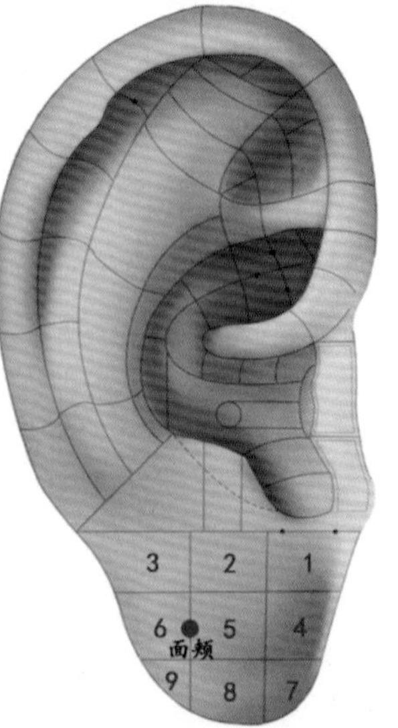

图 2–9　耳垂穴位分区

牙

定位：在耳垂正面前上部，即耳垂 1 区。

曾用名或并用名：牙痛麻醉点、拔牙麻醉点 1、牙痛点、齿 1、升压点、切迹下。

最早记载：《常用新医疗法手册》："将耳垂齐屏间切迹以下分别做纵、横三等分……前上 1/9 和前中 1/9 各有一牙痛点。"该文命名为"牙痛麻醉点"。

穴位功能：祛瘀止痛，降压。

主治：牙痛、牙周炎等；经验用于治疗低血压等。

舌

定位：在耳垂正面中上部，即耳垂 2 区。

曾用名或并用名：上腭、下腭、声带穴。

最早记载：《常用新医疗法手册》："将耳垂齐屏间切迹以下分别作纵、横三等分……中上 1/9 自前向后为下腭、舌、上腭三穴。"

穴位功能：清热降火，祛瘀通络。

主治：口腔炎、舌炎、舌部溃疡等。

颌

定位：在耳垂正面后上部，即耳垂 3 区。

曾用名或并用名：颏、颌关节、上颌、下颌、牙齿、颞颌关节。

最早记载：《常用新医疗法手册》："将耳垂齐屏间切迹以下分别做纵、横三等分……后上 1/9 有上颌穴。"

穴位功能：利关节，止痛。

主治：颞颌关节功能紊乱、颞颌关节炎、牙痛等。

垂前

定位：在耳垂正面前中部，即耳垂 4 区。

曾用名或并用名：牙痛麻醉点、牙痛点、拔牙麻醉点 2、齿 2、神经衰弱点、早醒点。

最早记载：《常用新医疗法手册》："将耳垂齐屏间切迹以下分别做纵、横三等分……前上 1/9 和前后 1/9 各有一牙痛点。"该文命名为"牙痛麻醉点"。

穴位功能：宁心安神，镇静止痛。

主治：对应人体解剖治疗牙痛等；经验治疗睡眠浅、早醒、醒后不易入睡等。

眼

定位：在耳垂正面中央部，即耳垂 5 区。

曾用名或并用名：面颊。

最早记载：《Nogier · P 译文》图示：耳垂中部为"眼"，现耳垂 5 区。

穴位功能：清肝明目。

主治：相应部位：近视、麦粒肿、远视、散光、弱视等。

内耳

定位：在耳垂正面后中部，即耳垂 6 区。

曾用名或并用名：面颊、轮 5、上 5。

最早记载：《耳针治疗 1500 例的临床分析》图示：将从耳轮结节下缘至耳垂下缘中点的耳轮和耳垂后下缘部分成 5 等分计有 6 个点，自上向下分别为上 1、上 2、上 3、上 4、上 5、上 6。上 5 在现耳垂 6 区。

穴位功能：清头目，利耳窍。

主治：内耳性眩晕症、晕车、晕船、晕机、耳鸣、听力减退等。

面颊

定位：在耳垂正面眼区与内耳区之间，即耳垂 5 区、6 区交界处。

曾用名或并用名：面颊区。

最早记载：《常用新医疗法手册》："将耳垂齐屏间切迹以下分别做纵、横三等分……眼穴与内耳穴之间为面颊。"

穴位功能：舒经活络，祛风止痛。

主治：周围性面瘫、三叉神经痛、痤疮、扁平疣、黄褐斑等。

扁桃体

定位：在耳垂正面下部，即耳垂 7、8、9 区。

曾用名或并用名：扁桃体 4、轮 6、上 6。

最早记载：《耳针治疗 1500 例的临床分析》图示：将从耳轮结节下缘至耳垂下缘中点的耳轮和耳垂后下缘部分成 5 等分计有 6 个点，自上向下分别为上 1、上 2、上 3、上 4、上 5、上 6。上 6 在现耳垂 8 区。

穴位功能：清热解毒，消肿止痛。

主治：急慢性扁桃体炎、咽喉炎等。

九、耳背穴位

分别过对耳轮上、下脚分叉处耳背对应点和轮屏切迹耳背对应点作两条水平线，将耳背分为上、中、下三部，上部为耳背 1 区，下部为耳背 5 区，再将中部分为内、中、外 3 等分，内 1/3 为耳背 2 区、中 1/3 为耳背 3 区、外 1/3 为耳背 4 区（图 2–10）。

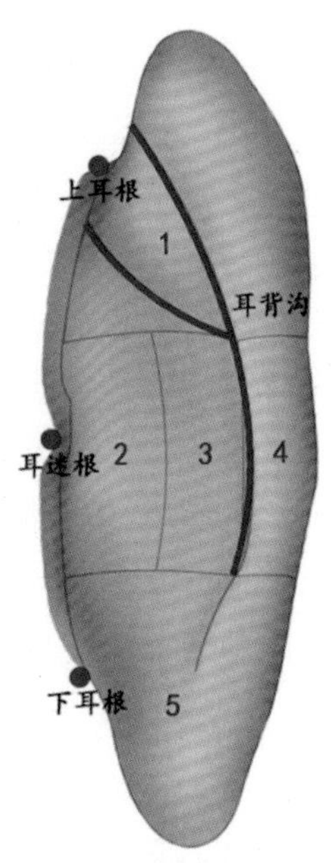

图 2–10　耳背穴位分区

耳背心

定位：在耳背上部，即耳背 1 区。

曾用名或并用名：无。

最早记载：《厘正按摩要术》："耳上属心。"该文耳背图表明五脏与耳背分布的关系，耳背上部属心。

穴位功能：宁心安神。

主治：心悸、怔忡、失眠、多梦等。

耳背肺

定位：在耳背中内部，即耳背 2 区。

曾用名或并用名：无。

最早记载：《厘正按摩要术》："耳后耳里属肺。"该文耳背图表明五脏与耳背分布的关系，耳背中部内侧为肺。

穴位功能：宣肺平喘利气。

主治：气管炎、支气管炎、哮喘、感冒、皮肤病等。

耳背脾

定位：在耳背中央部，即耳背 3 区。

曾用名或并用名：无。

最早记载：《厘正按摩要术》："耳后中间属脾。"该文耳背图表明五脏与耳背分布的关系，耳背中部为脾。

穴位功能：健脾和胃。

主治：消化不良、腹胀、胃脘痛、食欲不振、腹泻等。

耳背肝

定位：在耳背中外部，即耳背 4 区。

曾用名或并用名：无。

最早记载：《厘正按摩要术》："耳后耳外属肝。"该文耳背图表明五脏与耳背分布的关系，耳背中部外侧为肝。

穴位功能：疏肝利胆，清透明目。

主治：肝炎、胁肋痛、胆囊炎、胆石症、头痛、眩晕、目疾等。

耳背肾

定位：在耳背下部，即耳背5区。

曾用名或并用名：无。

最早记载：《厘正按摩要术》："耳下属肾。"该文耳背图表明五脏与耳背分布的关系，耳垂背部为肾。

穴位功能：滋阴降火。

主治：阴虚阳亢引起的失眠、眩晕、多梦、头疼、五心烦热等。

耳背沟

定位：在对耳轮体沟和对耳轮上、下脚沟处。

曾用名或并用名：降压沟。

最早记载：《常用新医疗法手册》："降压沟"位于"耳壳背面，斜向外下行走的凹沟"。

穴位功能：平肝息风。

主治：高血压、神经血管性头痛、眩晕等。

上耳根

定位：在耳郭与头部相连的最上处。

曾用名或并用名：郁中、脊髓1。

最早记载：《中医学》："上耳根"位于"耳壳上缘与面部皮肤交界处"。

穴位功能：清热凉血，息风止痛。

主治：鼻衄、中风偏瘫、各种疼痛等。

耳迷根

定位：在耳轮脚沟的耳根处。

曾用名或并用名：无。

最早记载：《针刺麻醉》："耳迷根"位于"耳郭背面与乳突中点的交界处，相当于耳轮脚水平的耳根部"。

穴位功能：疏肝利胆。

主治：胆囊炎、胆石症、胆道蛔虫症、头痛、鼻塞、心动过速等。

下耳根

定位：在耳郭与头部相连的最下处。

曾用名或并用名：郁中、脊髓2。

最早记载：《中医学》："下耳根"位于"耳壳下缘与面部皮肤交界处"。

穴位功能：补肾益气。

主治：低血压、内分泌紊乱等。

第五节　耳穴的功能分类

（歌诀）

十止六对利五官，四抗一退调整三，
两补三健脑肝脾，催理降解利眠敛。

一、十止

（一）止痛

［取穴］相应部位、神门，腹腔取交感，骨取肾，筋取肝。

（二）止痉

［取穴］肝、枕、脑干、神门、皮质下、耳尖。

（三）止喘

［取穴］气管、肺、角窝中（平喘）、神门、交感、耳尖。

（四）止晕

［取穴］枕、外耳、缘中（脑点）、肝、耳尖放血。

（五）止咳

［取穴］气管、肺、角窝中（平喘）、神门、交感、对屏尖。

（六）止痒

［取穴］相应部位刺血、神门、肝、心、对屏尖。

（七）止鸣

［取穴］内耳、三焦、艇中、肾、胆、神门、枕。

（八）止吐

［取穴］贲门、胃、枕、皮质下、神门。

（九）止酸

［取穴］交感、胃、皮质下、肝。

（十）止带

［取穴］内生殖器、脾、内分泌、三焦、耳尖放血、肝、肾。

二、六对

（一）镇静←→兴奋

［取穴］镇静：神门、枕、皮质下、心、耳尖。

兴奋：皮质下（兴奋点）、缘中、肾上腺、内分泌。

（二）升压←→降压

［取穴］升压：牙（升压点）、缘中、肾上腺、肝、心。

降压：耳尖、耳背沟、角窝上、肝、心、皮质下、枕、额。

（三）强心←→降心率

［取穴］强心：心、肾上腺、交感、缘中（脑点）、皮质下。

降心率：心、心脏点、小肠、神门、耳尖。

（四）止血←→活血

［取穴］止血：缘中（脑点）、肾上腺、脾、膈、肝。

活血：皮质下、热穴、心、肝、内分泌、交感。

（五）利尿←→止尿

［取穴］利尿：肾、艇中、三焦、肺、内分泌。

止尿：耳中（支点）、皮质下（兴奋点）、枕、尿道、膀胱。

（六）止泻←→通便

［取穴］止泻：直肠、大肠、神门、枕、脾。

通便：大肠、三焦、腹、角窝中（便秘点）。

三、利五官

（一）利咽

［取穴］咽喉、口、内分泌、肺、脾。

（二）明目

［取穴］耳尖、肾、肝、眼、屏间前（目 1）、屏间后（目 2）、枕。

（三）助听

［取穴］外耳、内耳、胆、三焦、肾。

（四）通鼻

［取穴］内鼻、外鼻、肺、肾上腺、额。

（五）美容

［取穴］肺、脾、内分泌、缘中、面颊。

四、四抗

（一）抗过敏

［取穴］风溪、内分泌、肾上腺、肝。

（二）抗风湿

［取穴］肾、神门、内分泌、肾上腺、肝、脾。

（三）抗感染

［取穴］耳尖、神门、内分泌、相应部位。

（四）抗癫痫

［取穴］耳尖、枕、脑干、皮质下（癫痫点）、肝。

五、一退

退热

［取穴］三尖放血、肺、脑干、枕、艇中、内分泌。

六、三调

（一）调经

［取穴］内生殖器、肝、肾、内分泌、额（卵巢），经少加交感，经多加耳中（膈）、脾，痛经加腹、神门。

（二）调节内分泌

［取穴］卵巢、肝、肾、缘中、内分泌、内生殖器、皮质下（睾丸）。

（三）调节植物神经

［取穴］肝、肾、内分泌、缘中。

七、两补

（一）补肾

［取穴］肝、肾、内分泌、内生殖器。

（二）补血

［取穴］肝、脾、三焦、内分泌。

八、三健

（一）健脑

［取穴］额、心、肾、内分泌。

（二）健肝血

［取穴］肝、耳中、内分泌、三焦、艇中。

（三）健脾

［取穴］脾、小肠、胰胆、内分泌、皮质下、胃。

九、催、理、降、解、利、眠、敛

（一）催乳

［取穴］内分泌、胸 / 胸椎（乳腺）、肝、缘中（脑点）。

（二）理气

［取穴］艇中、大肠、肝、脾、三焦、左脾、右肝、腰骶椎（股）。

（三）降糖

［取穴］胰胆（左耳）、内分泌、口、皮质下、三焦。

（四）解痉

［取穴］交感、相应部位、神门、皮质下。

（五）利胆

［取穴］胆、胆道、三焦、内分泌、交感。

（六）安眠

[取穴] 耳尖、神门、皮质下、枕、心、垂前。

（七）敛汗

[取穴] 交感、神门、皮质下、脾、心、肺。

第三章

耳穴诊疗总论

第一节　耳穴常用诊断法

人体发生生理、病理变化时，相关耳穴上会出现皮肤色泽、形态的变化以及痛阈下降及皮肤电阻下降等反应，由于耳穴反应的上述不同表现，形成了耳穴的各种诊断方法，如望诊法、触诊法、电测法等。

一、望诊法

耳穴望诊是通过观察耳郭形态、色泽变化诊断疾病的一种方法，是传统医学的重要组成部分，在我国有悠久的历史。早在两千多年前成书的《黄帝内经》就有“视耳好恶已知其性”的记载，近40年来我国耳穴工作者做了大量的工作，曾在全国中医“四诊”会议上引起与会专家的高度重视，实践证明：耳穴望诊不仅对人体各部位疾病作出定位诊断，而且在一定范围内能作出定性和鉴别诊断，对某些疾病还能早期诊断，对预后都有一定的意义。目前已应用于百余种疾病的诊断或辅助诊断，是一种无痛的、无损害、具有省时省力特点的颇有发展潜力的诊断方法，除我国外，法、德、日、俄、美、朝鲜、罗马尼亚等数十个国家都在使用研究这种方法。

耳穴望诊是一种古老而又新兴的诊断技术，20世纪70年代后发展迅速，引起人们极大的关注，胃切除患者胃穴区出现斑痕，肝肿大患者在耳肝区隆起等无数奇妙的现象，蕴藏着科学的内在规律。耳穴工作者通过数十万人次的临床观察和反复验证，初步总结出一套根据耳穴出现的变色变形、丘疹屑、油脂等不同反应，判断个体各相应部位及内脏疾病的方法，已适用于临床，由于日益合理的科研设想并用现代医学检测手段或手术对比，动物实验严格的统计学处理方法，使耳穴望诊研究水平不断提高，说明了这一研究领域所具有的临床意义和理论价值。

人体各部耳穴代表区的大体分布概况，法国医学博士 Noger · P 提出的胚胎倒置学说对医务工作者有很大启发，结合古代经验，我国耳穴工作者广泛开展了耳穴实践，从临床到基础研究、动物实验等，逐步形成了我国独特的《耳穴图谱》。

在耳郭诊断实践中，我们体会到，不少内脏器官对应的耳穴与自身的形态颇为相似，往往呈“投影”的对应关系，了解这些现象对进一步明确定位诊断很有意义，现将需要说明的部分器官在耳郭代表区的位置加以扼要介绍。食道：将食道穴分别代表食道上、中、下三段；胃：近耳轮脚部分为胃小弯，近耳轮体部代表胃大弯，前上部代表幽门，下面部分代表贲门；肝：左耳肝穴代表肝左叶、右耳肝穴代表肝右叶；心：在耳甲腔中央凹陷处，直径约 0. 25cm，形态似心脏。心底向外耳道，心尖向对耳轮，左耳前上为右心房、前下为左心房、后上为右心房、后下为左心室。右耳前上方为左心房，前下为右心房。肺：“上肺”代表对侧，“下肺”代表同侧，肺区近外耳道口一侧为肺上部（肺尖），近耳轮处为肺下部（肺底），如右下肺炎反映在右耳的“下肺”，左耳的“上肺”。盆腔、子宫：近耳轮为宫底，宫颈朝向对耳轮上下脚分叉处。

望诊是通过肉眼观察耳部皮肤上出现变色、变形、丘疹、血管变化、脱屑、油脂等色泽、形态改变等“阳性反应物”并依据其在耳郭上的位置对疾病做出判断。

（一）望诊的方法

1. 操作者两眼平视，用拇指和食指轻轻捏住耳郭由外向内、自上而下顺着耳部表面解剖，仔细寻找“阳性反应物”。

2. 发现可疑有“阳性反应物”存在的耳穴后，用食指或中指顶起该部，然后借拇指对其上提、下拉、外展，由紧而松，由松而紧，仔细辨认“阳性反应物”的性质与部位，双耳应对照观察。

3. 发现皮下或皮内可疑结节，条索状隆起等病理反应时，可用拇指和食指捻揉、按压或用探棒前、后、左、右触诊，辨认其大小、硬度、可移动否、边缘整齐否，有无压痛。

4. 观察三角窝、耳甲艇部位时，应借助中指顶起耳郭并用探棒拨开耳轮脚或对耳轮下脚，以便充分暴露望诊部位。

（二）望诊阳性反应物的类型、特征及临床意义

1. 变色

红色反应：有鲜红、淡红、暗红之分，呈点状、片状、不规则反应等。红色反应常见于急性病症、痛症；淡红或暗红常见于疾病的恢复期或病史较长和慢性疾患。如头晕在晕区呈条片状凹陷红润等。

白色反应：有白色、苍白，中央小白点边缘红润，白色反应属慢性疾病，点中间白边缘红润属慢性疾病急性发作。如慢性浅表性胃炎，胃区呈现片状不规则白色反应。

灰色反应：有淡灰、暗灰、灰色，灰色多见于陈旧性疾病和肿瘤。如肿瘤在相关耳穴部位及肿瘤特异区，呈现暗灰或深褐色，似蝇屎反应，压之褪色。

深褐色反映：多见于慢性病变，病愈后在相应耳穴上呈现色素加深似色素沉着反应。如小肠癌术后患者，可见小肠区深褐色反应。

观察变色反应时，还需注意界线是否清楚，是否光泽等。

变色反应约占阳性反应物出现率的 55%。

2. 变形

（1）隆起：呈结节状、链球状、条索状、片状等突出于皮肤，或隐在皮内的阳性反应物。多见于慢性器质性病变、增生性病变。如颈椎病、肝肿大等。

结节状：小似芝麻，大如绿豆样硬结，突出于皮肤，或隐在皮肤下软骨之上。

链球状：3 个及以上结节状硬结连在一起，突出于皮肤，或隐在皮肤下软骨之上。

条索状：呈条形突出于皮肤，或隐在皮肤下软骨之上。

片状：呈片状突出于皮肤，或隐在皮肤下软骨之上。

（2）凹陷：呈点状、片状，凹陷如穴。如目 1、目 2 点状凹陷多见于视力减退等。

（3）皱褶：呈环状、指纹状皱褶，大小不等。如心区水波纹多见于心律不齐等。

3. 丘疹

常见有点状丘疹和水疱样丘疹，高出周围皮肤，颜色可分为红色丘疹、白色丘疹或白色丘疹边缘红晕，也有少数暗灰色丘疹（似鸡皮疙瘩），数目不等。

丘疹反应常见于急、慢性器质性疾病、过敏性疾病等。丘疹反应约占阳性反应物出现率的 15%。

（1）丘疹呈扁平样密集状改变，似蚕子，常见于结节样痒疹等。

（2）丘疹呈白色点状或聚集样改变，常见于胆囊结石、支气管炎、腹泻等。

（3）丘疹呈暗褐色改变，似鸡皮疙瘩，常见于神经性皮炎。

（4）丘疹呈米字排列改变，常见于心律不齐，不完全性左束或右束支传导阻滞。

4. 血管变化

耳穴血管反应，常见的有血管充盈、扩张、扭曲、中断、圆形、半圆形、条段状、弧状、杵状、蝌蚪状、海星状、网状等，可呈红色、暗红色或暗灰色血管变化，约占阳性反应物出现率的 15%。

（1）血管扩张：可呈扇叶状或条段状。扇叶状，常见于消化道溃疡、腰腿痛；条段状，常见于关节痛、支气管扩张。色泽鲜红多为急性病、痛证；色泽暗紫，多为病愈、恢复期。

（2）扭曲：海星状，多见于溃疡病；环球状、弧状，多见于风心病；蝌蚪状、鼓锤状，多见于冠心病；梅花状，多见于肿瘤。

（3）网状：血管呈网状改变，多见于急性炎症，如咽喉炎、扁桃体炎、乳腺炎。

（4）血管中断：血管主干充盈扩张，见中间呈条段状中断，常见于心肌梗死。

5. 脱屑

脱屑多为白色糠皮样或鳞片状，不易擦去，可为白色或者灰白色，脱屑反应约占阳性反应物出现率的10%。

（1）风溪区、肺区脱屑，常见于皮肤病。

（2）三角窝内脱屑，常见于妇科炎症、带症。

（3）食道、贲门、胃区脱屑，常见于消化不良、吸收功能低下等。

（4）三焦、内分泌区脱屑，常见于代谢障碍及内分泌功能紊乱等。

（5）全耳脱屑，常见于脂溢性皮炎、牛皮癣等。

6. 望诊阳性反应物与疾病的对应规律

阳性反应物的特征与疾病性质相对应：点片状红润或充血，点片状白色边缘红晕，或红色丘疹，并有脂溢及光泽者，多见于急性炎症或慢性炎症的急性发作。

点片状白色、凹陷或隆起，白色丘疹，又无脂溢及光泽者，多见于慢性器质性疾病。

结节状隆起，或点片状暗灰色，多见于肿瘤疾病。

糠皮样脱屑（不易擦去），多见于皮肤病。

线条状圆形、白色半圆形，或暗灰色瘢痕等，多见于手术及外伤。

7. 阳性反应物的位置，与躯体、脏腑在耳郭的“代表区”多相对应

例如：胃疾阳性反应物则多出现在胃区；肺疾阳性反应物则在肺区；肿瘤或手术损伤等则在相对应的耳郭部位上出现阳性反应物。耳穴上阳性反应物的位置与其所代表的人体脏腑或部位，大体上是一致的。

8. 如何分析非患病相应穴区的阳性反应物，应从以下几个方面考虑

注意用脏腑学说的理论来理解和分析阳性反应物，例如根据“心藏神”的理论，多梦、失眠、精神病等多在心区有反应，根据“脾胃相表里”的学说，慢性胃炎、胃溃疡、消化不良等病，除胃区外，脾区也有同样反应。皮肤病患者大都在肺区出现脱屑，是因为“肺主皮毛”。

此外，也应运用现代医学的一些理论来理解和分析阳性反应物。如神经衰弱患者在枕到额区内，可触到条索状阳性反应物；高血压患者在肾上腺穴呈点状或片状红晕；内服避孕药的妇女，除子宫穴外，常在内分泌穴见到白色片状脱屑。

在一些经验穴上，有时也会出现阳性反应物。如肝硬化的患者在肝阳

穴常有结节，边缘清楚；降压沟的红晕出现可反映血压的情况。

（三）望诊的注意事项

1. 检查前须熟悉耳穴的定位与分布规律。

2. 望诊前切忌擦揉、洗浴耳部，如耳部凹陷部位有污垢，宜用棉球轻轻沿同一方向拭净，以免消除阳性反应物，影响望诊的准确性。

3. 望诊时光线应充足，以自然光线为佳，耳部采光取正面位置，危重患者可用手电筒在耳部的背面作透光诊等。

4. 望诊时力求排除“假象”，常见的假象有痣疣、白色结节、小脓疱、冻疮瘢痕等，鉴别时可结合运用压痛法，因阳性反应物常呈强反应，“假象”则无明显压痛。

5. 耳郭上的阳性反应物还与气候、出汗程度有关，春夏季耳郭皮肤偏湿，容易见到充血；秋冬较干冷，耳郭皮肤干燥，由于血管收缩而致苍白，甚则因受冻而呈紫红色，此外，皮脂腺分泌旺盛者，耳郭油润；从事露天作业、日照较多的人，耳郭皮肤的色素沉着和角化都比较明显，望诊时也应注意。

6. 婴幼儿的耳郭血管纹理清晰，很少有色素沉着、软骨增生、隆起、异常凹陷及脱屑等变化，这些特点与成年人明显不同。

耳穴望诊案例图谱

1. 冠心病或心律不齐

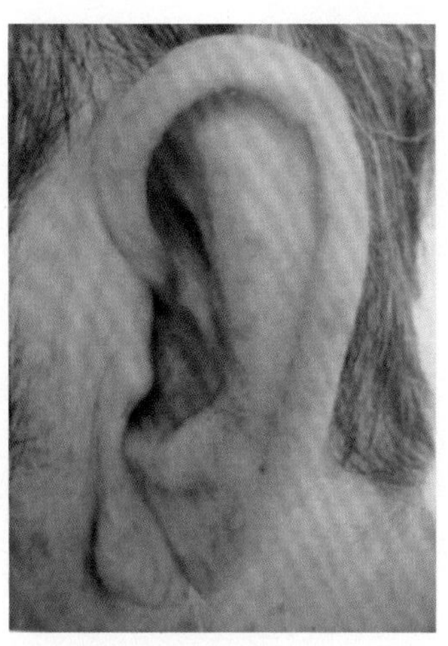

图 3-1 升压点至扁桃体之线状凹沟（心律不齐沟）

2. 耳鸣或听力减退

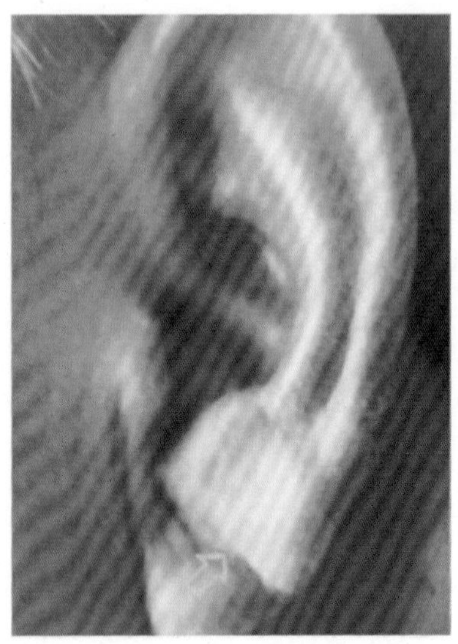

图 3–2　屏尖后至内耳之线状凹沟（耳鸣沟）

3. 急性上呼吸道感染

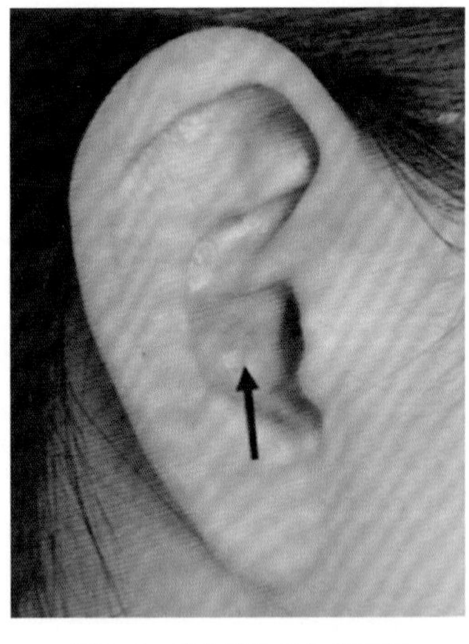

图 3–3　肺穴鲜红色片状改变

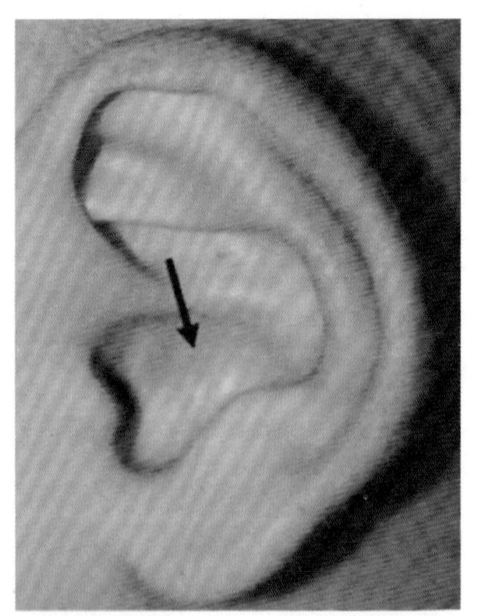

图 3–4　肺穴鲜红色片状改变

4. 慢性支气管炎急性发作

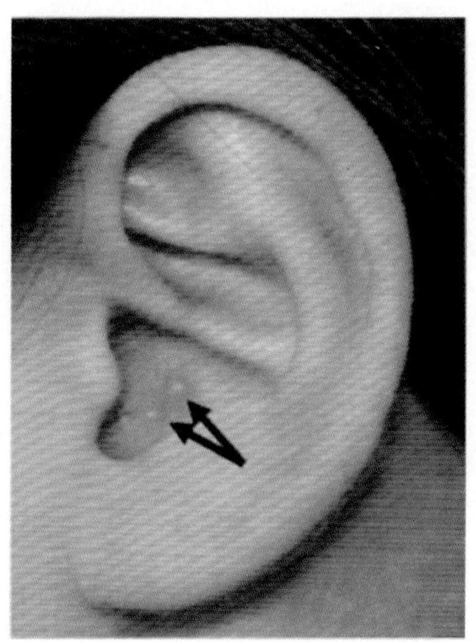

图 3–5　肺穴白色点状凸起伴周围红晕

5. 急性胃炎

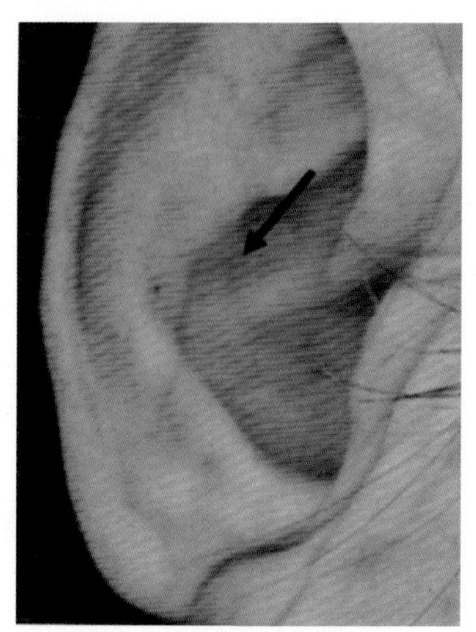

图 3–6　胃穴红色片状改变

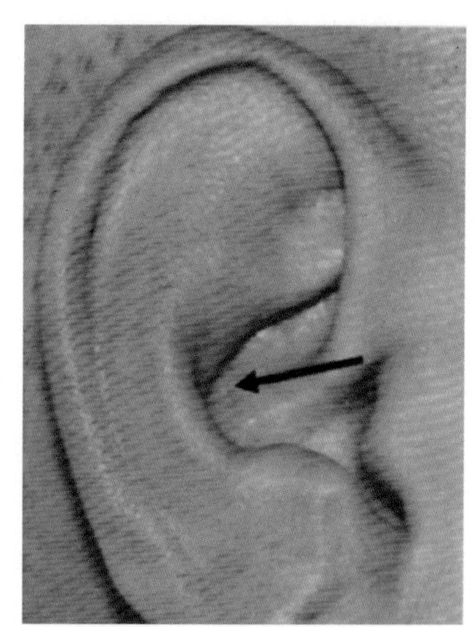

图 3–7　胃穴红色点状凸起

6. 慢性胃炎

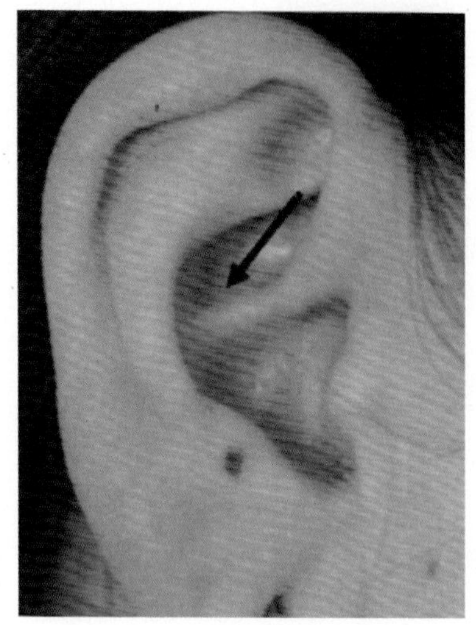
图 3–8　胃穴暗红色片状改变

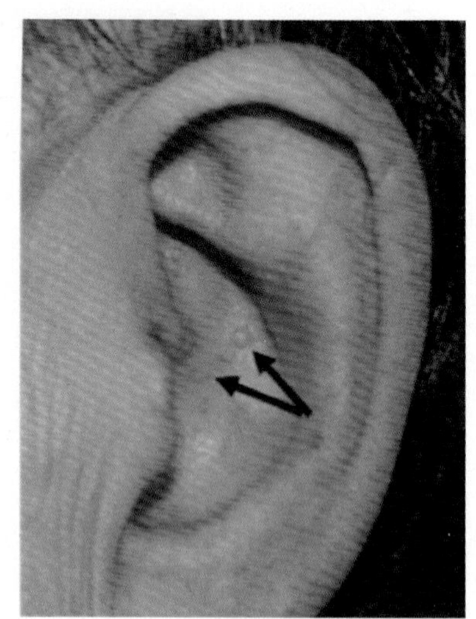
图 3–9　胃穴白色点状凸起

7. 痔疮（内痔）

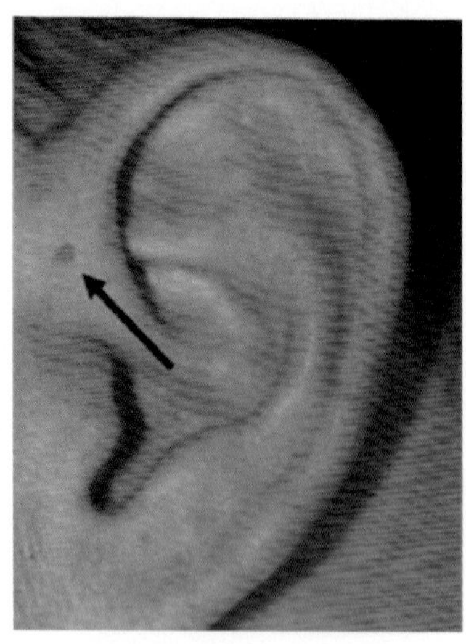
图 3–10　直肠穴褐色点状改变

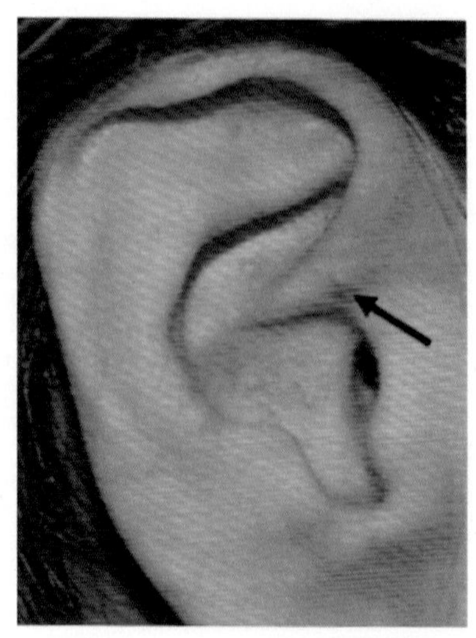
图 3–11　直肠穴褐色点状凸起

8. 脂肪肝

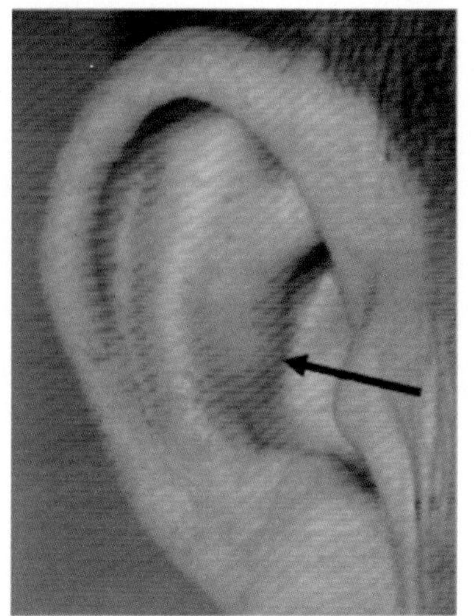

图 3-12　肝穴光滑块状隆起

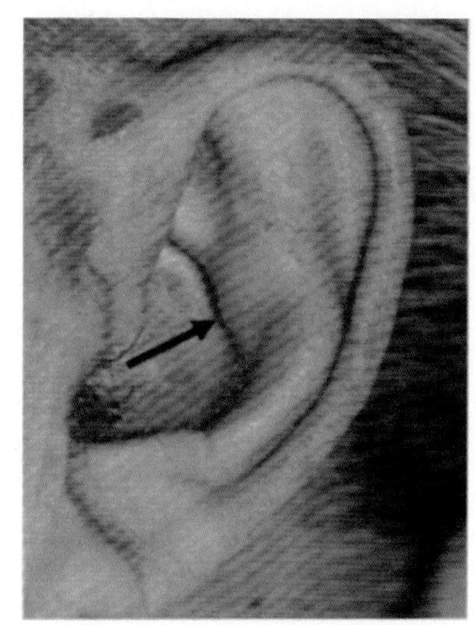

图 3-13　肝穴光滑块状隆起

9. 肝硬化

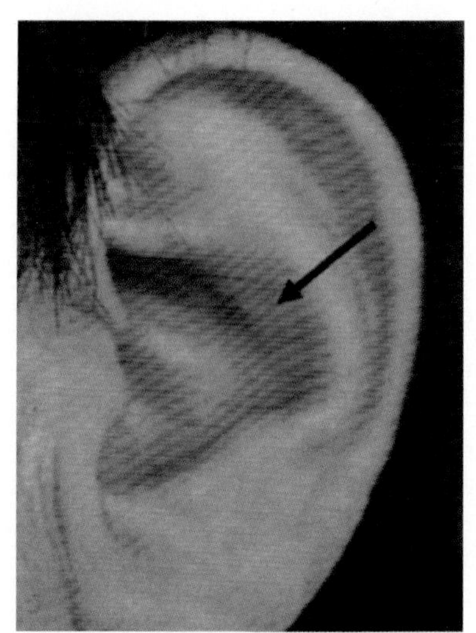

图 3-14　肝穴条索样改变

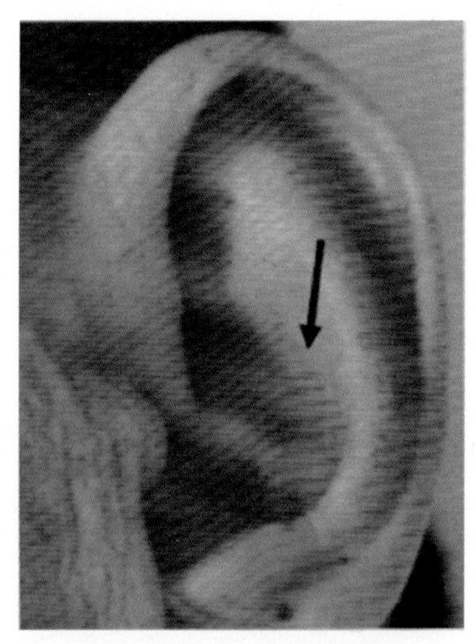

图 3-15　肝穴扁平萎缩样改变

10. 失眠

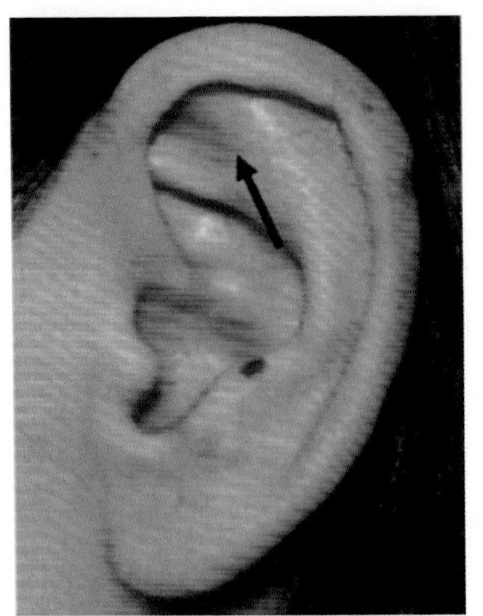

图 3–16　神门穴红色丝状改变

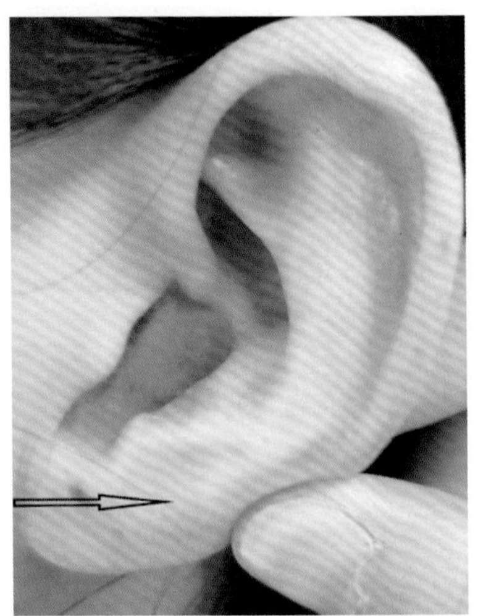

图 3–17　神经衰弱区条索样改变

11. 糖尿病

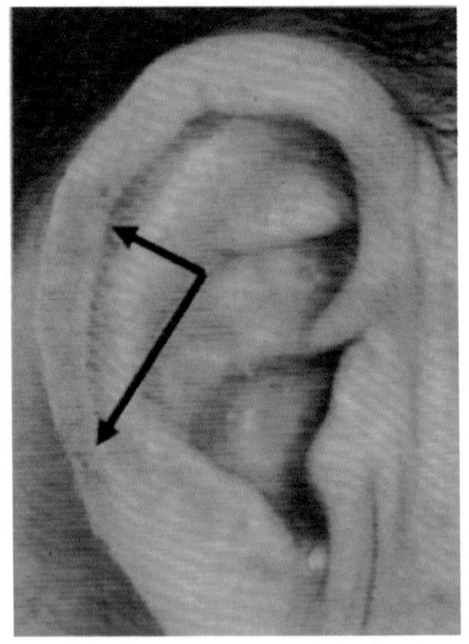

图 3–18　耳轮褐色片状改变伴细碎褶皱

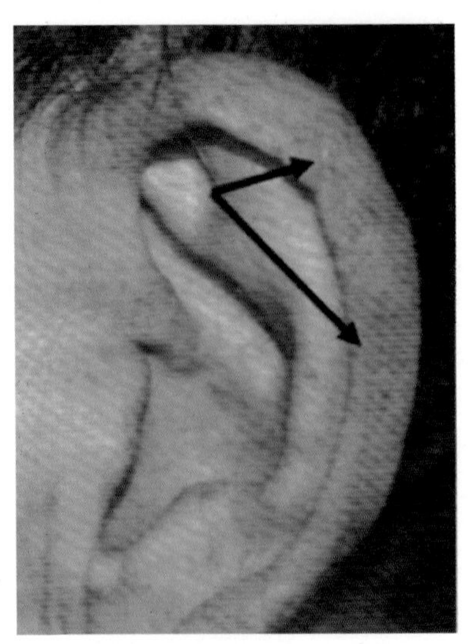

图 3–19　耳轮焦干、褶皱

12. 头痛

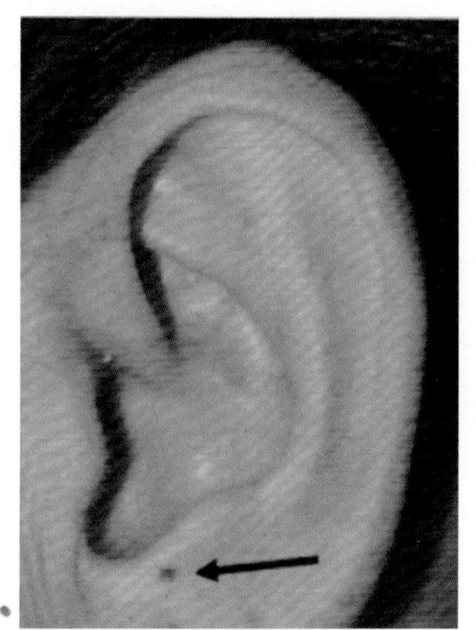
图 3-20　额穴褐色点状改变

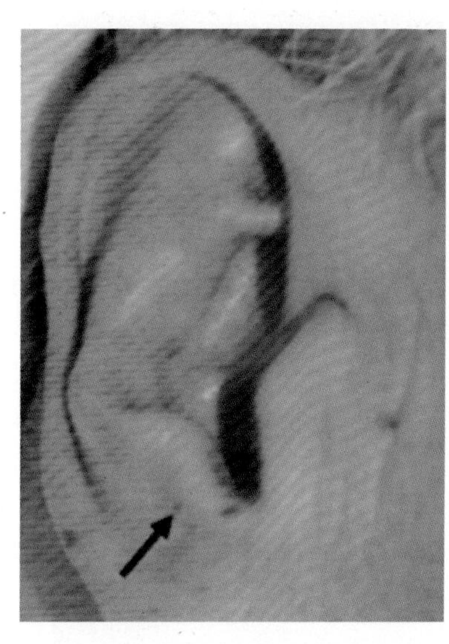
图 3-21　额穴褐色点状改变及白色点状凸起

13. 胆囊结石

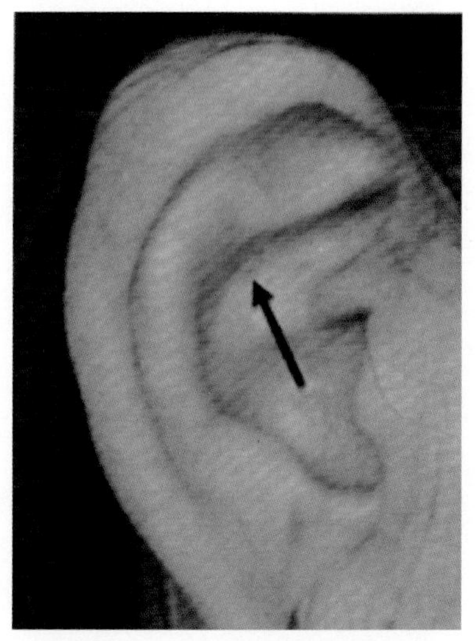
图 3-22　胰胆穴点状凸起

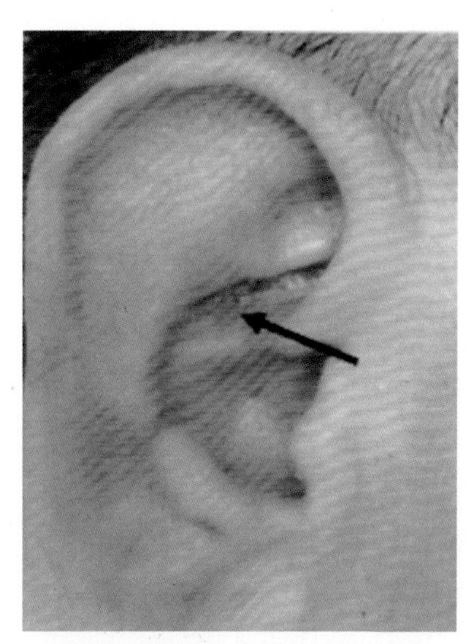
图 3-23　胰胆穴点状凸起、红色改变

14. 眩晕

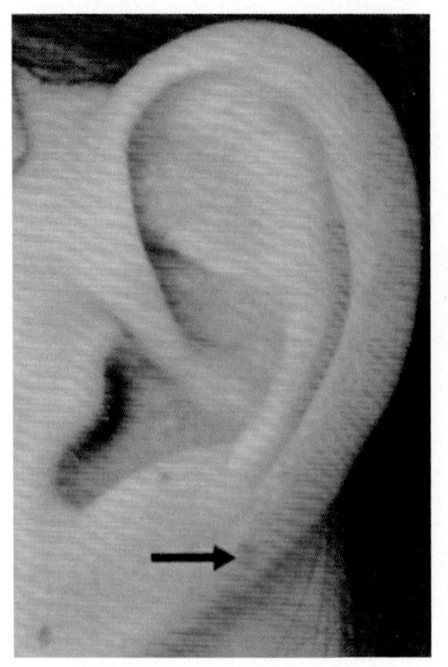

图 3-24　耳轮 12 区褐色点状病变

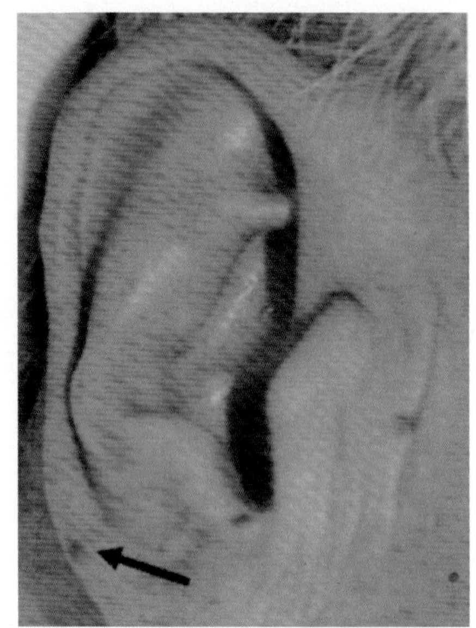

图 3-25　耳轮 12 区褐色点状病变

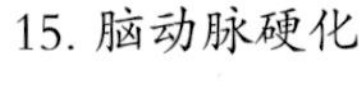

15. 脑动脉硬化

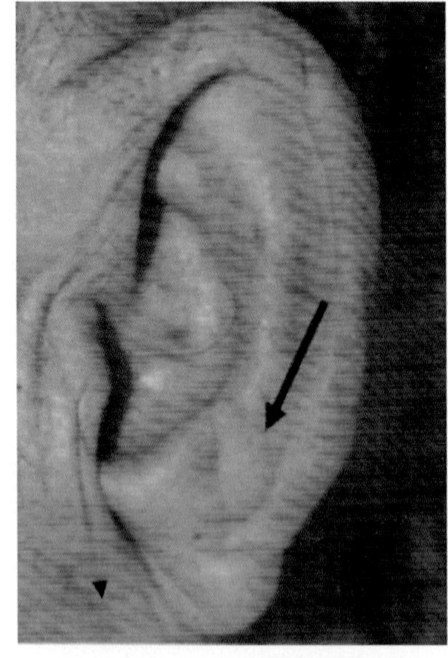

图 3-26　枕穴囊块状隆起

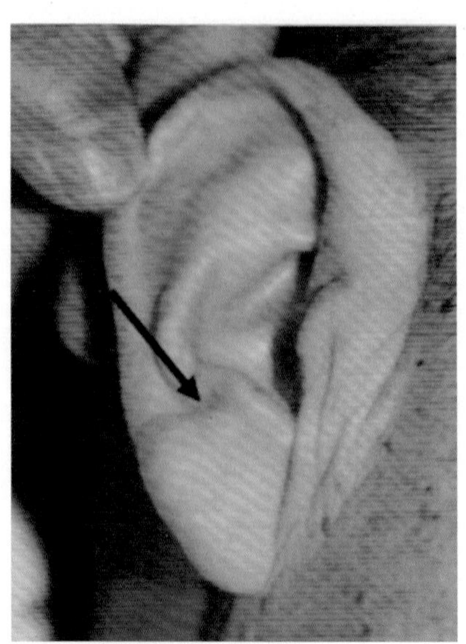

图 3-27　枕穴块状凸起

16. 前列腺炎

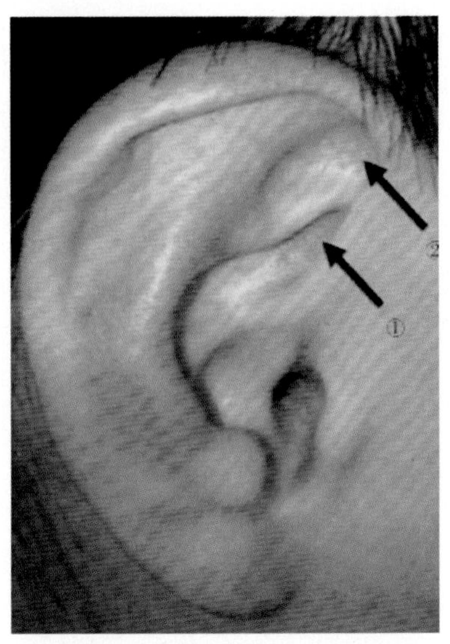

①前列腺穴
②内生殖器穴均见鲜红色、内疹样改变

图 3-28　前列腺炎耳穴 1

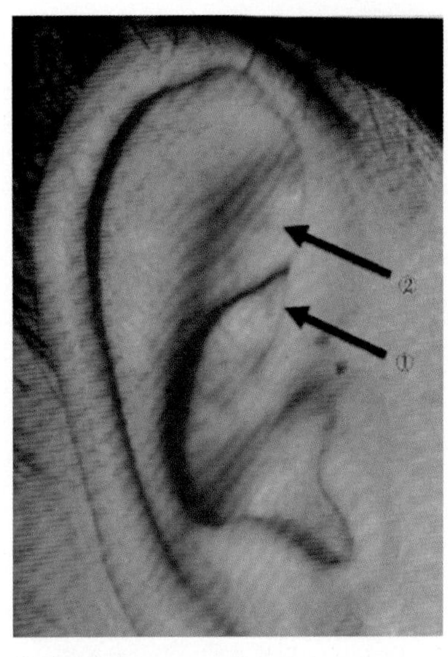

①前列腺穴
②角窝中穴均见鲜红色、皮疹样改变

图 3-29　前列腺炎耳穴 2

17. 颈椎病

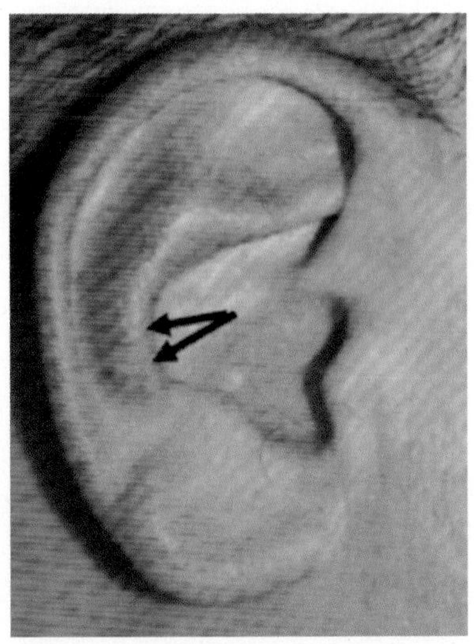

图 3-30　颈椎穴褐色点状、条嵴状凸起

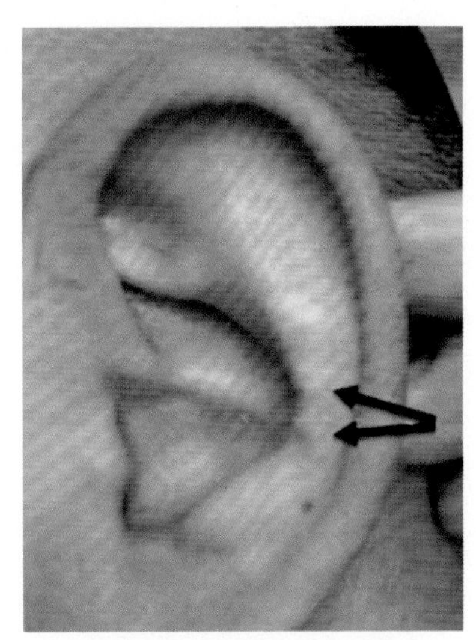

图 3-31　颈椎穴串珠状凸起

18. 腰肌劳损

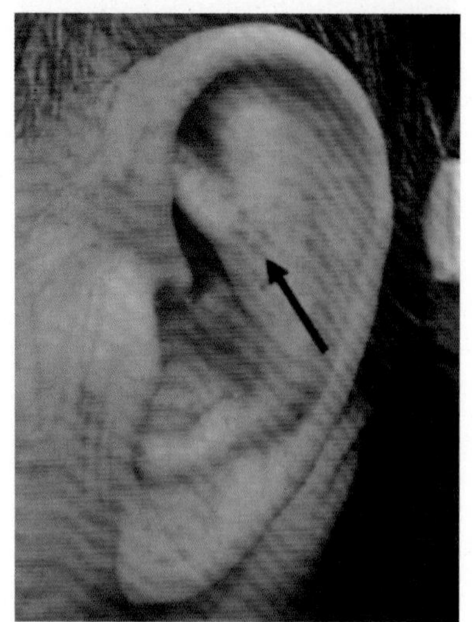

图 3-32　腰骶椎穴褐色片状改变

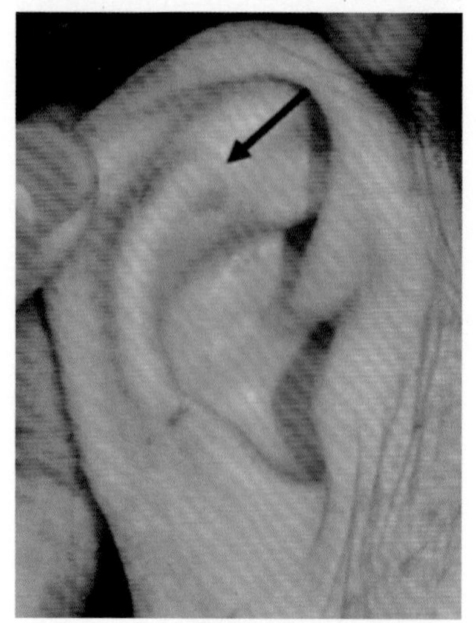

图 3-33　腰骶椎穴褐色片状改变

19. 痛风结节

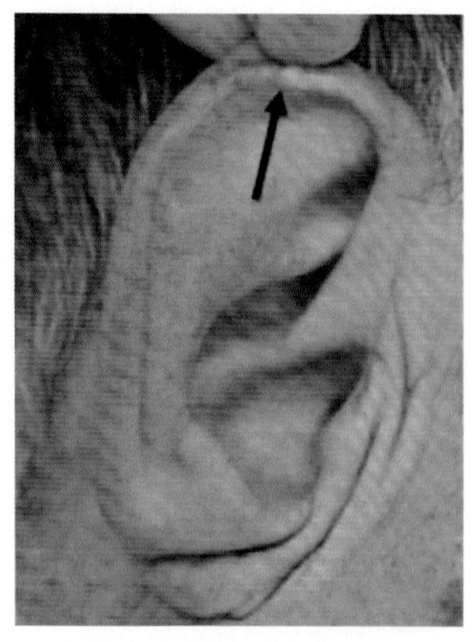

图 3-34　耳轮白色结节状凸起

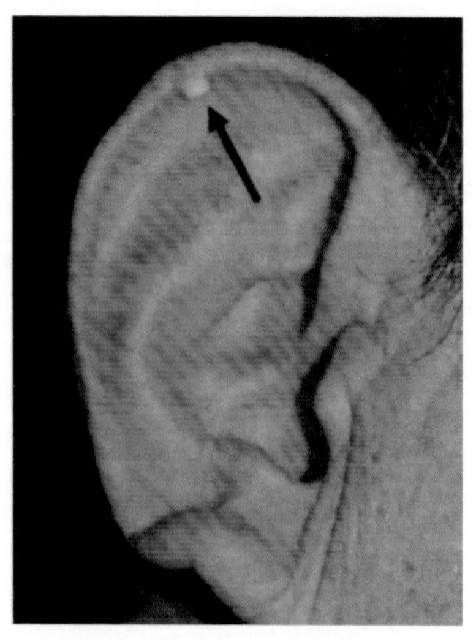

图 3-35　耳轮白色结节状凸起

20. 急性输卵管炎

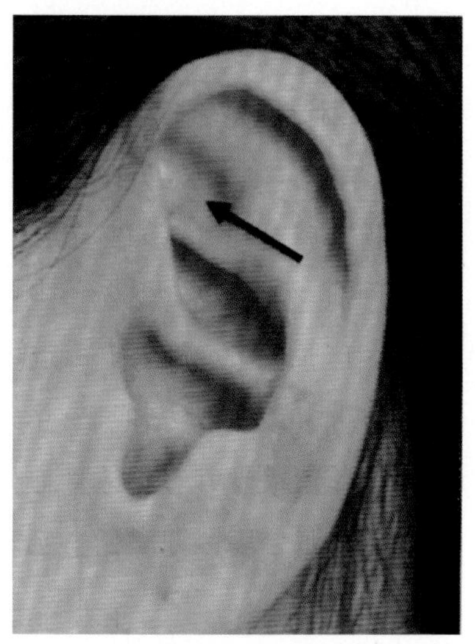

图 3–36　角窝中穴鲜红色条状改变

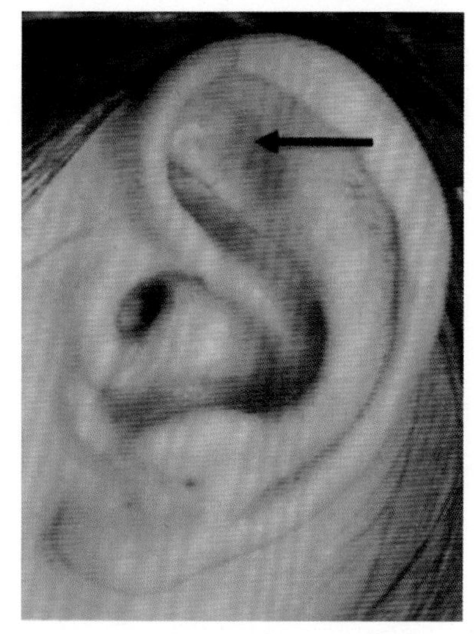

图 3–37　角窝中穴红色片状改变

二、触诊法

触诊法是用探棒或手指指腹触摸、探压耳穴，发现形态改变及压痛敏感程度的方法，分触摸法和压痛法两种，可单独使用，也可配合应用。

（一）触摸法

1. 触摸的方法

（1）医者左手轻扶耳郭，用拇指指腹放在被测耳穴上，食指衬于耳背相对部位，两指互相配合进行触摸。

（2）利用压痛测定的探棒或耳穴探测仪的探测极在探测耳穴时稍用压力，并在划动中感知耳穴的形态变化。

（3）触摸时先上后下，先外后内，先右后左，按耳郭解剖部位进行触摸，在系统触摸耳郭各部位基础上，右耳以触摸肝、胆、胃、十二指肠、阑尾穴为主，左耳以触摸胰腺、心、脾、小肠、大肠穴为主。

2. 阳性改变与疾病的规律

（1）隆起：常见有点状隆起，片状、条片状隆起，圆形结节、软骨增生等，可见于慢性器质性疾病。

（2）凹陷：常见有点状、片状、线状凹陷，可见于慢性炎症、溃疡症等。

（3）压痕：压痕有深浅和色泽改变，以及压痕恢复平坦的时间不同，临床耳诊时据此辨别虚证和实证。压痕浅，色白，恢复平坦时间慢者为虚证；压痕深，色红，恢复平坦时间快者为实证。

（4）水肿：可见凹陷水肿，水纹波动感等，多见于水肿。

3. 注意事项

（1）触摸耳穴阳性反应物时，必须将指腹紧贴软骨面，以适宜的压力，上下左右捻动，仔细体会阳性反应物边缘、界线、光滑度、可否移动。

（2）用探针等划动触摸时，须稍用力，并按耳郭解剖部位进行，避免遗漏阳性反应点。

（二）压痛法

1. 医者左手轻扶患者耳背，右手持探棒（直径 2mm 左右的棒状物），以 50 ~ 100g 的均匀压力按压耳郭各穴，并观察患者的疼痛反应，从而寻找出压痛最敏感的耳穴。

用压痛法普查耳郭或在耳轮脚周围、肿瘤特异区、三角窝探查痛点时，还可采用滑动法，即用上述压力均匀地在被测部位滑动，并观察患者的疼痛反应。

2. 压痛敏感程度的分级标准

（+）：呼痛，但能忍受；

（++）：呼痛，同时出现皱眉、眨眼等轻微的痛觉反应；

（+++）：不能忍受的剧痛，同时出现躲闪、出汗等较强的疼痛反应。

3. 压痛敏感点的分析

（1）人体患病时，耳郭上的压痛点往往可以在数处同时出现，但（+++）压痛点，则通常出现在与病变位置相对应的区域。

（2）耳穴的压痛敏感现象，以症状发作时尤为明显，与患病脏器同侧的相应耳穴反应尤甚。

（3）同一机体有多种疾病存在时，（+++）压痛点总是在当前作为主要矛盾的疾病“代表区”内出现，主要矛盾改变，压痛敏感点的位置也随之变化，这在临床对病证的定位诊断和鉴别诊断上具有重要意义。

（4）病程短者，压痛反应较明显；病程长者，耳郭压痛敏感程度明显减低。

（5）人体的生理变化，特别是某些激素水平的变动，也能够引起耳穴痛下降，痛敏感度升高，但其敏感程度一般低于疾病时的压痛敏感程度（多见Ⅰ、Ⅱ度反应）。

（6）人体的痛觉，包括了感觉和情绪两种因素，所以把痛阈下降作为耳穴定位的客观指标尚觉欠缺。但在临床应用时，除少数特别敏感者外，一般用 50 ~ 100g 的均匀压力都能比较顺利地找到压痛敏感点。这可能是耳穴在反映疾病时，痛阈下降幅度比较大的缘故。探查压痛敏感点的方法比较简便，容易掌握，在推广耳诊时对初学者尤为适用。

三、耳穴电测法

从信息科学的角度来讲，人体是一个最高级最完善的自动控制系统，这个系统各部分之间互相联系，相互制约。在正常情况下，有许多调节系统通过自行协调、自行平衡来维持人体的健康，并具备最高级的信息识别和处理能力，它的最高控制中心是大脑。当人体某个调节系统发生故障或变化时，则生理功能平衡失调，导致经络阻滞，必然会在相应部位发生病变信息，而且还会把这个信息传递到其他相应部位，如在耳郭的相应部位出现阳性反应。在研究人体信息的过程中，发现人的耳郭信息是最集中的地方，它具有反映人体全部信息的功能，这与古医书中的观点是一致的。

反映到耳郭的信息有两种：一种是非生物电信息，即耳郭上出现的变形、变色、脱屑、压痛等；另一种是生物电信息。

电测法便是利用耳郭的生物电信息，测定耳穴的皮肤电阻，并以电阻降低的部位作为躯体、内脏病症诊断及治疗取穴的依据。用于测定耳穴皮肤电阻的仪器称为耳穴探测仪。

1. 耳郭的电特性

耳郭在正常生理状态下电阻一般较高，5000 ~ 10000kΩ。而当躯体发生疾病时，耳郭与疾病相关的耳穴电阻降低，20 ~ 500kΩ。

2. 耳穴电测法的原理

当人体某一部位患病时，会在耳郭的相应穴位出现阻抗降低的现象，而正常部位与“良导点”（敏感点）又有明显差别，耳穴探测仪便是根据这一特点设计的。

3. 耳穴电测法的使用方法

（1）将耳穴探测仪探测棒上的插头插入插座内，打开探测仪开关。刚打开为灵敏度最低位置，电位器旋钮继续转动，灵敏度提高。在任意位置碰一下两个电击棒，均可发出“嘟嘟”声，说明仪器工作正常。

（2）让患者手握短电极，医生持测棒在患者耳郭上慢慢滑动。当找到敏感点时，探测仪的喇叭发出响声，声音大小和频率的高低，反映了敏感点（良导点）阻抗的高低，当仪器调整好合适的灵敏度，即可筛选出主要的敏感点来，作为诊断和治疗时的定位依据。

（3）仪器灵敏度的调节。因每个人的阻抗是不一样的，随着季节的变化，人的耳郭阻抗有很大差异。如冬天人体皮肤干燥，呈现高阻抗，探测仪灵敏度应放最高位置，即电流器旋钮转到底。如果灵敏度不够，有些弱阳性点反映不出来。而夏天人体皮肤湿润，呈现低阻抗，因此，灵敏度需调得低一些，即开关刚一打开就行了。若灵敏度不够，可再适当增加。如果灵敏度过高，就会出现到处都响的假阳性点而产生误诊。因此，仪器灵敏度的调整，要因人、因时制宜。

4. 耳穴敏感点探测结果的综合分析

将探测的敏感点进行归纳分析，是耳穴诊断和鉴别诊断的重要环节。一种疾病可能有几个敏感点，一个敏感点可为某一种疾病所特有，亦可为多种疾病所共有。它们的关系比较复杂，如果不能进行正确的分析，就会产生很大的误差。即使好的仪器，也不能得到理想的结果。

一般分析的依据有以下几个方面：

（1）藏象学说是中医学研究人体生理功能、病理变化及其相互关系的理论。在耳穴探测中，应用藏象学说解释某些敏感点的出现，用归纳分析敏感点的方法进行正确的诊断，是较有参考价值的。

例如，皮肤病患者，耳穴除相应部位呈现敏感点外，根据中医学“肺主皮毛”的道理，肺区亦有敏感点；除肺区有明显敏感点外，根据“肺和大肠相表里”的关系，一般在大肠区亦会出现敏感点。

（2）根据现代医学理论进行分析：通过大量的防治、诊断、针刺麻醉等实践，近些年来，耳郭穴位比原来增加了很多。这些穴位大多数是根据现代医学方法进行研究和命名的，因此也需要用现代医学的理论进行分析。例如，探测十二指肠溃疡病患者的耳郭，十二指肠区、交感区以及相应部位的肩、背、胸、腰椎区均可出现敏感点。因为十二指肠发病机制与迷走神经内的副交感神经关系密切，所以在耳郭交感穴会出现敏感点。而十二指肠溃疡病的疼痛多向背侧放射，故在相应部位的肩、背、胸椎区亦可出现敏感点。

第二节　耳穴常用治疗法

使用耳穴治疗时，操作者通过视（望）、触、压、测等方法诊断辨证后，即可进入治疗环节，治疗的第一步即确定施治穴位，第二步即选择施治方法。

一、治疗选穴思路

选穴原则是指为治疗某疾病而选取某一组穴位的依据。根据中医四诊和耳穴特定诊查法“望、触、听”的结果，进行辨证施治。正确的配穴是耳穴治疗和提高疗效的关键。常依照以下 8 条原则进行选穴。

1. 相应部位选穴

根据人体的患病部位，在耳郭相应部位上出现相应的敏感点。如病在前额选“额穴”；病在肩关节选“肩穴”等。还应在穴区中找到最敏感的穴点，并确认这个穴点所在的方向和角度。

2. 中医藏象学说

根据藏象学说，按照各脏腑的生理功能和病理表现辨证取穴。如“肺主皮毛”，故取肺穴治疗各种皮肤病：如痤疮，中医认为是肺胃郁热，上熏于面部而引起，同时伴有阳明经腑热便秘，根据“肺与大肠相表里”，故取肺、大肠两穴。

表 3-1 中医五行归纳表

自然界						五行	人体								
五音	五味	五色	五化	五方	五季		五脏	六腑	五官	五体	五志	五液	五脉	五华	五神
角	酸	青	生	东	春	木	肝	胆	目	筋	怒	泪	弦	爪	魂
徵	苦	赤	长	南	夏	火	心	小肠	舌	脉	喜	汗	洪	面	神
宫	甘	黄	化	中	长夏	土	脾	胃	口	肉	思	涎	缓	唇	意
商	辛	白	收	西	秋	金	肺	大肠	鼻	皮	悲	涕	浮	毛	魄
羽	咸	黑	藏	北	冬	水	肾	膀胱	耳	骨	恐	唾	沉	发	志

3. 经络学说

①辨经配穴：根据经络循行的部位辨出何经受病，就配该经穴位。如偏头痛，其循行部位属足少阳胆经，故以耳穴胆为主进行治疗。②异经配穴：如表里经配穴，是某经受病，除取本经穴外，同时取其表里经穴。如咳喘，除取肺经有关的肺、气管穴外，还取相表里的大肠穴。

4. 西医神经、内分泌学说

耳穴中有许多穴位是根据现代医学理论命名的，如交感、皮质下、肾上腺、内分泌等。这些穴位的功能与现代医学的观点基本一致，因此，可以应用现代医学的理论来理解和运用这些耳穴。如胃肠疾患与植物神经系统有关，可取交感穴；糖尿病认为是内分泌功能紊乱导致的，选“内分泌”“胰腺”等。

5. 经验用穴

人们在耳针临床实践中发现某个或某些穴位对治疗某一病症有良效。目前没有相关理论解释其原理，便称为“临床经验穴”。如腰腿痛取“外生殖器”穴；镇咳取“口”“脑干”穴；尿频取“枕”穴；急慢性鼻炎、感冒选“外耳”穴等。

6. 阳性反应点

某些疾病会在耳郭出现颜色、形态、痛点等相应的阳性反应点，对这些反应点进行刺激，有意想不到的效果。但是同一疾病由于经络、神经传导在耳郭上的阳性反应可能不固定在穴区内，故全耳寻找阳性反应点并用做治疗，尤为必要。

7. P. Nogier 胚胎倒置学说

按照倒置的胎儿缩影去寻找相应穴点，例如病在前臂，在腕和肘之间进行寻找。

8. 子午流注

根据气血流注时刻，当某经有病变时，在该经气血流注最旺盛的时刻选用该经脏腑进行治疗，或在特定时间发病时，选取相应时辰对应的脏腑进行治疗。

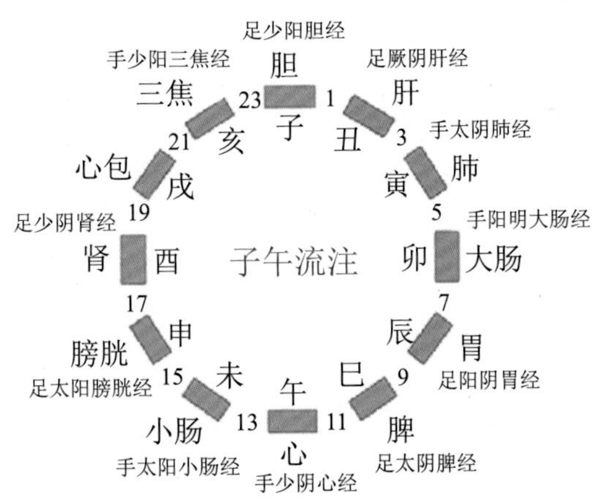

图 3–38　子午流注示意图

表 3-2　常用耳穴特定三角基础方的定位和临床适应证一览表

特定三角基础方			
大量临床实践表明，应用耳穴上 3 个特定的穴位构成的三角形区域治疗一种或一类疾病有独特的功效，以此作为基础方配合临床辨证取穴，可以取得理想的治疗效果。现将常见疾病的特定三角基础方分述如下			
名称	**定位**	**临床适用病症**	**定位图**
耳尖三角	由耳尖、扁桃体、肾上腺三个穴位组成的三角	三穴联合使用对于治疗急危重症和感染性疾病意义重大，三穴可以同时放血，对于急慢性感染性疾病，炎症，尤其是上呼吸道感染，如急慢性扁桃体炎，慢性咽喉炎，或过敏性炎症都有很好的作用	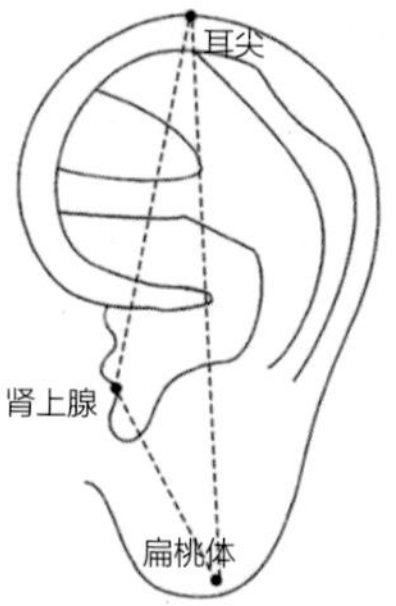 耳尖 肾上腺 扁桃体 耳尖三角
颈后三角区（颈三角）	以耳背颈 3、4，耳背颈 6、7 及耳大神经点构成	常用于颈椎病，颈肩背综合征，多发性肌纤维炎，肩关节周围炎，上肢麻木，针刺感，颈部外伤，落枕，颈部肌肉酸痛	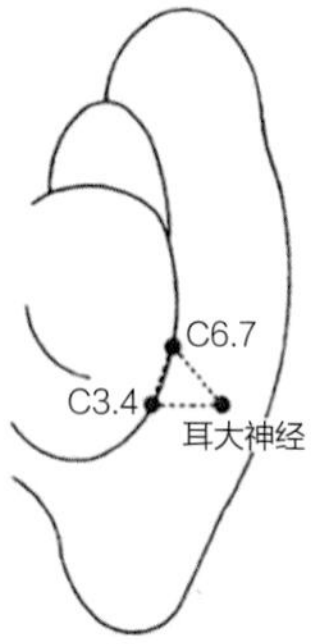 C6.7 C3.4 耳大神经 颈三角
坐骨神经三角（腰三角）	以腰骶椎、腘窝及坐骨神经后沟的中点构成	常用于坐骨神经痛，腰腿痛及肾结石	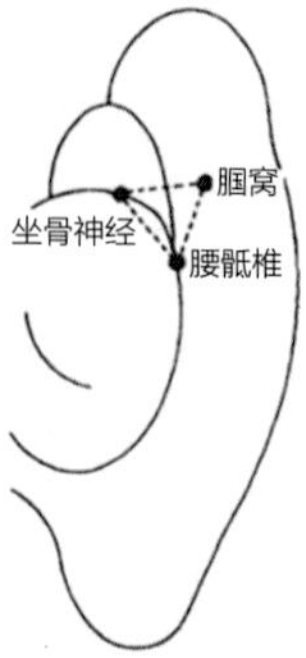 腘窝 坐骨神经 腰骶椎 腰三角

（续 表）

名称	定位	临床适用病症	定位图
肩三角	以颈椎 3、4，锁骨，耳大神经点构成	常用于颈前肌肉紧张、疼痛，肩关节痛，颈椎增生，肩周炎，多发性肌纤维炎，落枕	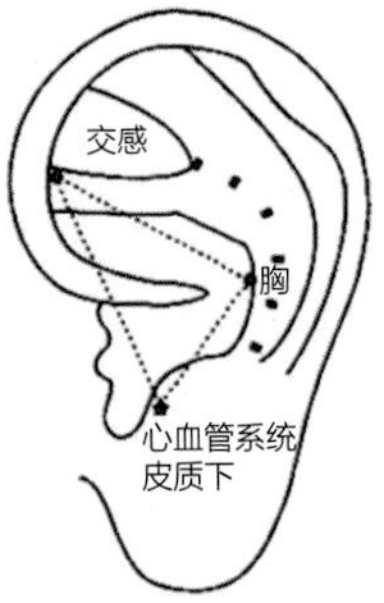 胸三角
胸三角	以交感，胸，心血管皮质下构成	常用于胸痛，胸闷，气短，哮喘，气管炎，心绞痛，忧郁，焦虑	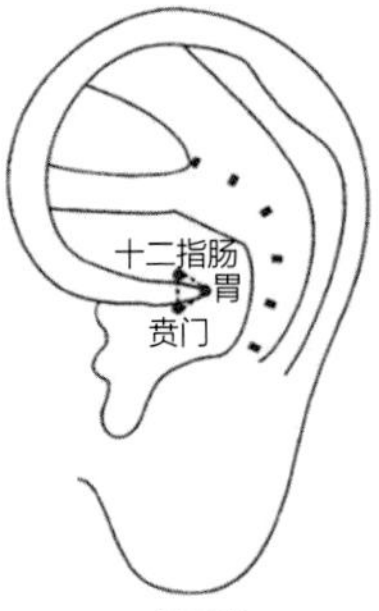 胃三角
胃三角	以胃，十二指肠，贲门构成	常用于急慢性胃炎，胃痛，胃及十二指肠溃疡，十二指肠球炎，反酸，灼热，恶心，呕吐	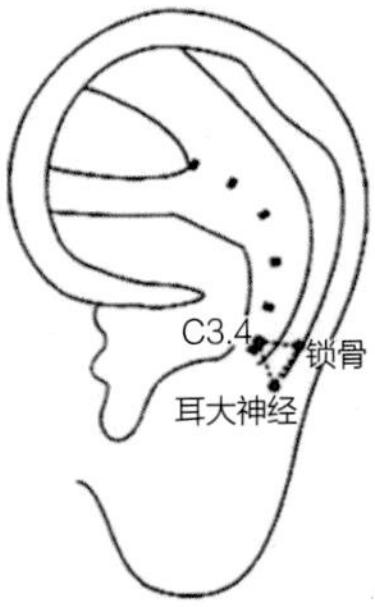 肩三角

（续 表）

名称	定位	临床适用病症	定位图
皮质下三角	以神经系统皮质下，消化系统皮质下，心血管系统皮质下构成	常用于神经衰弱，自主神经功能紊乱，神经官能症，精神分裂症，情绪不稳定，紧张，忧虑，焦虑；消化不良，胃炎，胃及十二指肠溃疡，恶心，呕吐，腹胀，腹泻，便秘，肝胆系统疾病；高血压，大动脉炎，血栓闭塞性脉管炎，静脉炎，雷诺病，冠心病，心律失常	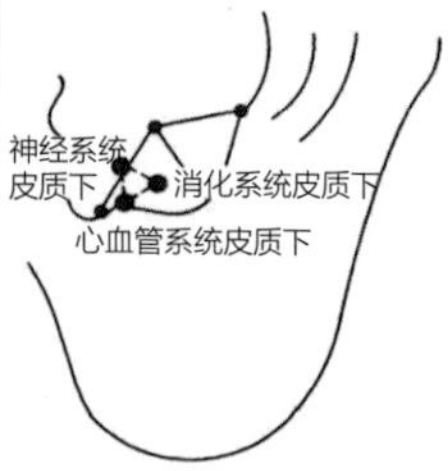 神经系统皮质下 消化系统皮质下 心血管系统皮质下 皮质下三角
颌三角	以上颌，下颌，颞颌关节构成	常用于颞颌关节炎，颞颌关节功能紊乱，牙周炎，牙龈出血，牙痛等	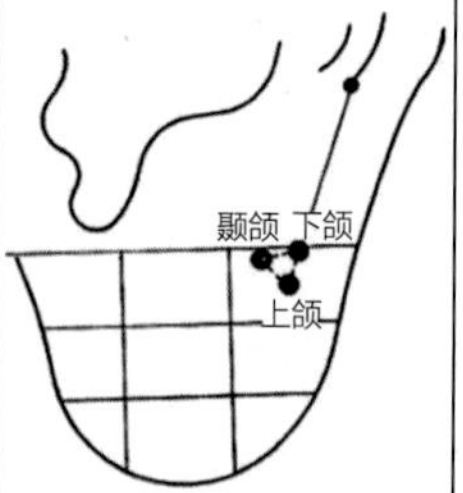 颞颌 下颌 上颌 颌三角
妇科三角	以子宫，乳腺，卵巢构成	常用于各种妇科疾病	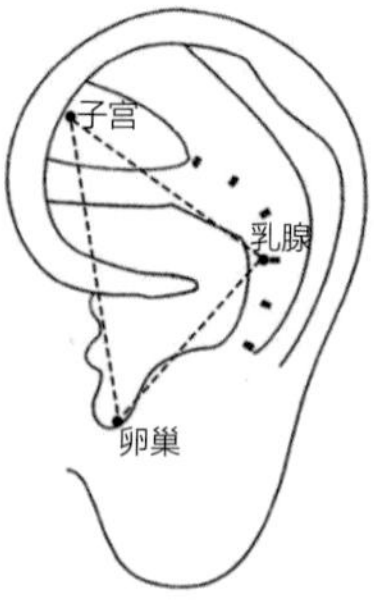 子宫 乳腺 卵巢 妇科三角

（续 表）

名称	定位	临床适用病症	定位图
鼻咽三角	以内鼻，咽喉，耳颞神经点构成	急慢性鼻炎，急慢性支气管炎，过敏性鼻炎，副鼻窦炎，鼻液倒流，声音嘶哑，梅核气，打鼾，呼吸骤停	咽喉 耳颞神经点 内鼻 鼻咽三角

二、常用刺激方法

耳穴的刺激方法，除了传统的毫针法、线香灸法、灯火灸法、塞药法、割治法、放血法、按摩法外，还有近现代发展起来的许多新方法，如埋针法、压丸法、贴膏法、耳夹法、电针法、穴位注射法、刮痧法等。本书主要介绍常用的耳穴压丸法、耳穴放血法、耳穴毫针法。

1. 耳穴压丸法

耳穴压丸法是使用质地较硬而光滑的小粒药物种子、王不留行籽、磁珠或砭石压丸等物贴压耳穴治疗疾病的一种方法，是在耳针基础上发展起来的，目前最流行、应用最多的一种耳穴刺激方法，是在耳穴毫针法基础上代替埋针的一种简易疗法。此法安全无创、副作用少、经济、无感染和交叉感染之虞。适于老年、幼儿、惧痛、路途遥远、不能每日来医院就诊者。耳穴压丸法能起到持续刺激作用，对于老年性慢性支气管炎、小儿支气管炎、高血压、遗尿症、神经性头痛、神经衰弱等更为适用。

（1）贴压前物品准备：微砭耳针、耳穴探测仪、探棒、蚊式血管钳、消毒三棱针或一次性采血针、75% 酒精棉球、消毒干棉球等。

（2）操作方法

①选择 1～2 组耳穴，进行耳穴探查，找出阳性反应点，并结合病情，确定主辅穴位，以酒精棉球轻擦消毒 2 遍，自然干后，左手手指托持耳郭，右手用镊子夹取准备好的微砭耳针，对准穴位紧贴压其上，并轻轻按压 1～2 分钟（或点压 15 下）。

②每次治疗以一个最需及时改善的病症为主，辨证施治合理贴压，为加强效果可一正一背贴压，即一只耳郭贴耳郭的正面，另一只耳郭贴耳郭的背面。每隔 2 小时或每日按压 3 ~ 5 次，每次每穴 1 ~ 2 分钟，隔 1 ~ 3 天换一次，更换为对侧贴压，即原来贴耳郭正面穴位的耳郭更换为贴耳郭的背面，原来贴耳郭背面穴位的耳郭更换为贴耳郭的正面。

③对于顽固性、慢性疼痛性疾病，可采用耳郭前后穴对贴法，效果更佳。

④贴压手法：耳穴贴压时要稍施压力，刺激强度应根据具体情况而定。一般儿童、孕妇、老年体弱、神经衰弱等患者用轻刺激手法。对于急性病症、痛证、实证、热证、体质强壮者、室外作业耳部增厚、皮肤粗糙者，宜用强刺手法，其他用中等刺激强度按压即可。

（3）注意事项

①防止胶布潮湿和污染，避免贴压物贴敷张力降低和皮肤感染。如对氧化锌胶布过敏者，局部出现粟粒样丘疹伴有痒感，可加肾上腺、风溪等穴位。

②夏季贴压时，因天热多汗贴压时间不宜过长，冬季耳郭冻疮处不宜贴敷。

③侧卧耳穴贴压疼痛较甚时，一般仅需局部稍放松一下或移动位置即可。

④贴压后患者应以按压为主，切勿揉搓，以免搓破皮肤造成耳郭感染。

2. 耳穴放血法

耳穴放血法指用三棱针、采血针等器具在耳郭上相应穴位或耳背静脉点刺放血的一种疗法。多用于热证、痛证、炎症、情志疾病、急救等，疗效较理想。

（1）贴压前物品准备：蚊式血管钳、消毒三棱针或一次性采血针、75% 酒精棉球、消毒干棉球、弯盘等。

（2）操作方法

①按摩耳郭，使其充血。常规消毒。

②施术者左手固定耳郭，食指稍向上，拇指稍向下相对用力，错开皮肤与软骨距离，以避免刺到软骨。右手持消毒的三棱针稳住针身，迅速刺

入施术部位 1 ~ 3mm 深，挤出或血液自己流出 20 ~ 30 滴，常规消毒后用干棉球压迫止血。

（3）注意事项

①术前充分按摩耳郭，使之出血顺利。可按摩耳和髎，使耳郭气血充盈。

②施术手法宜轻、浅、快，针刺不宜过深，放血量不宜过多。

③体质虚弱者、月经期患者不宜使用。孕妇、血液病及凝血功能障碍者禁用。

3. 耳穴毫针法

耳穴毫针法是使用毫针刺入耳穴以防治疾病的一种方法。

（1）针具选择

选用无菌针具，针具规格根据服务对象具体情况而定，针身长度不宜超过 25mm，直径不宜超过 0. 25mm。

（2）体位选择

常采用坐位，年老体弱、病重或精神紧张者采用卧位。

（3）定穴和消毒

根据服务对象情况选取相关耳穴，用 75% 乙醇或 0. 5% ~ 1% 的碘伏棉球或棉棒消毒耳郭相应部位。

（4）进针

操作者用一手拇指、食指固定耳郭，中指托着针刺部位的耳背，另一手拇指、食指持针，在选好的穴位处进针。刺入深度应视耳郭局部的厚薄灵活掌握，以不刺穿耳郭为度。刺入耳穴后，若局部无针感，应调整针刺的方向、深度和角度以增强针感。刺激强度和手法依体质、症状、证型、耐受度等方面综合考虑。进针方法主要有三种：

①捻入法：操作者一手固定耳郭，另一手拇指、食指持针柄，将针尖对准耳穴，边捻转，边进针。

②速刺法：操作者一手固定耳郭，另一手持针，针尖对准耳穴，迅速将针刺入耳穴中。

③管针法：操作者一手拇指与食指持一次性无菌管针，管针针口垂直对准穴位，另一手食指对准针柄上方，用食指叩打或中指弹击针尾，即可

使针刺入耳穴中。

（5）留针和出针

留针时间 15 ~ 30 分钟，慢性病、疼痛性疾病留针时间适当延长。出针时迅速将毫针拔出，除特殊需求外，用消毒干棉球轻压针孔片刻，以防出血。

4. 异常情况及处理

耳穴治疗和针灸治疗一样，可能出现晕针反应。但是晕针多发生在耳穴毫针和耳穴电针治疗中，耳穴压丸法中比较少见。

（1）晕针的原因

①患者精神紧张、惧怕；体质虚弱，疲劳；空腹，血糖低。

②施术者刺激方法不当，刺激过强过深。

（2）晕针的症状及处理

①轻度：头晕目眩、胸闷不适、呼吸脉搏正常。嘱患者平卧，予温开水或糖水，消除紧张心理即可恢复。

②中度：恶心欲吐、心慌心悸、面色苍白、汗出肢冷、脉细数。起针，平卧头低脚高位，注意保暖。可按压皮质下和肾上腺，或给予氧气吸入。

③重度：精神模糊、血压下降、全身厥冷、大汗淋漓、脉沉弱。处理同②，必要时配合急救措施。

（3）预防

①对精神紧张的患者，要做好解释工作；不能空腹针刺。

②体质虚弱、易晕针患者，宜选卧位施术；刺激不宜过强。

第四章

耳穴诊疗临床应用

第一节　消化系统疾病

一、便秘

［**概述**］

便秘是指排便间隔时间延长，数日一便，或虽不延长而大便干燥，艰涩难解。

中医学称为“大便难”“后不利”“脾约”等，认为便秘与人体五脏六腑失调有关。如肠胃燥热、津液耗伤、七情不和、气机郁滞、久病内伤、年老体衰、气血不足等，分为虚秘和实秘。

［**取穴**］

主穴：直肠、大肠、角窝中（便秘点）、腹、皮质下（消化系统皮质下）。

实秘：胃、配肺、三焦；虚秘：配脾、肾、肺。

［**取穴依据**］

相应部位：直肠、大肠——增加肠蠕动、疏通脏腑、顺气导滞；胃、腹——通腹泻热。

神经学说：皮质下（消化系统皮质下）——调节胃肠功能。

藏象学说：脾、三焦——脾主运化，三焦化气输精，二者合用可促进运化功能；肺——肺与大肠相表里，肺主肃降，增加大肠疏导糟粕的功能；脾、肾——健脾益气通便。

经验用穴：角窝中（便秘点）——润肠通便。

［**随症加减**］

若兼有心悸、失眠者，加心、神门；食欲不振、恶心者，加脾、胃；发热者，可取耳尖、屏尖放血；情志不遂者，加肝、胆、肝阳。

［**按语**］

患者平时应加强体育锻炼，并多食蔬菜、水果及粗纤维食物，逐步养成定时排便习惯。

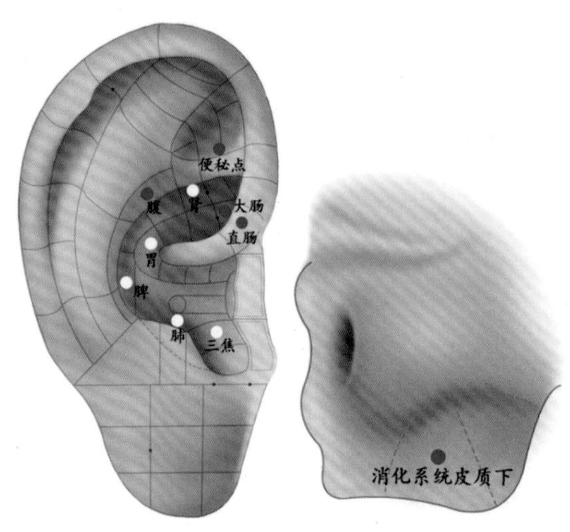

图 4-1　便秘治疗相关耳穴

二、腹泻

［**概述**］

临床上腹泻分为急性腹泻和慢性腹泻。

急性腹泻包括细菌性痢疾、急性肠炎、急性中毒及过敏因素所致的排便次数增多，不同程度稀便及肠痉挛所致的腹痛，病程在两个月以内。

临床上如腹泻持续或反复发作超过两个月以上，为慢性腹泻。可能由慢性消化系统疾病及消化道以外的慢性病，或其他原因引起。

中医学属于“泄泻”范畴。认为急性腹泻大多与外感、饮食相关。慢性腹泻多与情志、体虚有关。

［取穴］

主穴：直肠、大肠、神门、枕、脾、交感。

配穴：脾肾阳虚：肾；肠胃不和：小肠、胃；过敏性结肠炎：风溪、内分泌。

［取穴依据］

相应部位：大肠、直肠——调理肠道运化功能，使分清泌浊。

藏象学说：脾——脾主运化，健脾止泻；肾——补肾温阳，升提中气；小肠、胃——调理胃肠。

经验用穴：神门、枕——镇静消炎；交感——调理胃肠，解毒止痛。

内分泌学说：内分泌、风溪——抗过敏，提高机体免疫力。

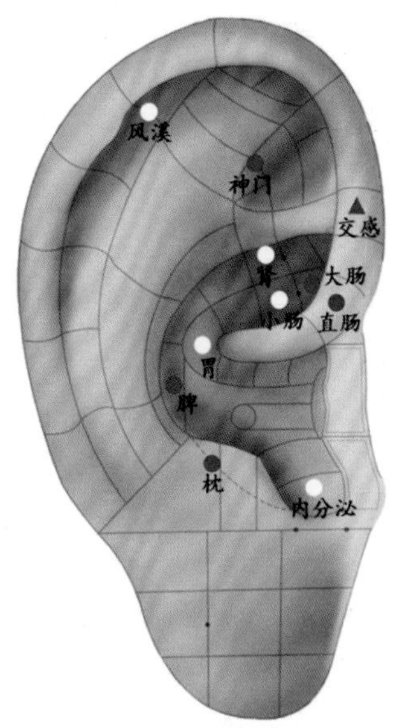

图 4-2　腹泻治疗相关耳穴

［按语］

1. 起居有常，注意调畅情志，保持乐观心态，慎防风寒湿邪侵袭。

2. 饮食有节，宜清淡、富营养、易消化。

三、恶心、呕吐

［概述］

恶心和呕吐是临床常见症状。恶心为上腹部不适和紧迫欲吐的感觉，可伴有迷走神经兴奋的症状，如皮肤苍白、出汗、流涎、血压降低及心动过缓等，常为呕吐的前奏。一般恶心后随之呕吐，但也可仅有恶心而无呕吐，或仅有呕吐而无恶心。呕吐是通过胃的强烈收缩迫使胃或小肠的内容物经过食管、口腔而排出体外的现象。二者均为复杂的反射动作。

［取穴］

主穴：胃、贲门、耳中（膈）、交感、枕、皮质下（消化系统皮质下）。

配穴：肝、脾。

［取穴依据］

相应部位：胃——理气宽中，降逆止呕；贲门——缓解贲门痉挛，和胃止呕；耳中（膈）——抑制膈肌兴奋，和胃降逆止呕。

神经学说：交感——调节植物神经功能，缓解因迷走神经末梢受刺激而产生的恶心呕吐；皮质下（消化系统皮质下）——调节高级神经中枢，抑制消化系统大脑皮层兴奋以止吐。

经验用穴：枕——镇静止呕。

藏象学说：肝——疏肝理气，降逆止呕；脾——健脾和胃，化痰消食止呕。

［随症加减］

伴有风寒表证者，加肺、耳尖前（感冒点）；若因暑湿导致加三焦、大肠；伴有食积纳呆加小肠、胰胆。

［按语］

1. 对于病程短、病情急者，中医辨证属实证者，则见效快、疗效好，如急性胃炎、神经性呕吐、妊娠呕吐、晕车、晕船等，在取得疗效后，应继续治疗一个疗程左右，以巩固疗效。

2. 治疗妊娠呕吐时宜轻刺激。

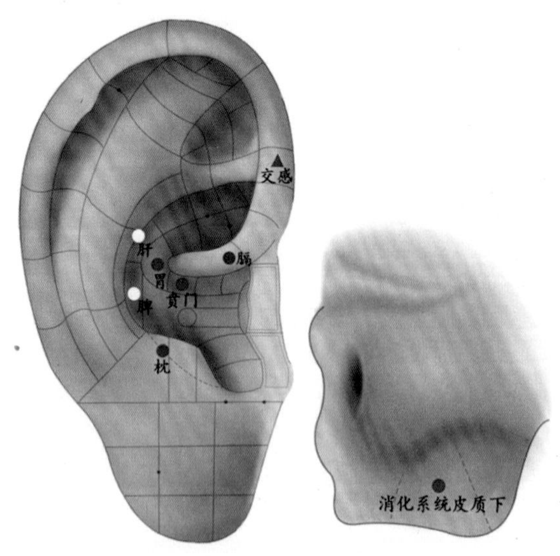

图 4–3　恶心、呕吐治疗相关耳穴

四、呃逆

［**概述**］

喉间呃呃连声，声短而频，令人不能自制，故中医命名为“呃逆”。

现认为是膈神经受刺激而引起膈肌间歇性、不自主的痉挛性收缩。

多由精神刺激、受凉或进食太快所引起，或继发于消化系统疾病或手术后。发作时轻者数分钟或数小时可不治自愈，严重者可迁延数日甚至数月不愈。

［**取穴**］

主穴：耳中（膈）、胃、肝、神门、枕、交感、皮质下（神经系统皮质下）。

［**取穴依据**］

相应部位：耳中（膈）——缓解膈肌痉挛；胃——降气止逆。

神经学说：交感——调节植物神经功能，缓解平滑肌痉挛；皮质下（神经系统皮质下）——抑制大脑皮层兴奋，止逆。

藏象学说：肝——降气止逆。

经验用穴：神门、枕——镇静止逆。

［**随症加减**］

若属受寒引起者，可在脾、胃两处施灸；若有食积者，加三焦、大肠；

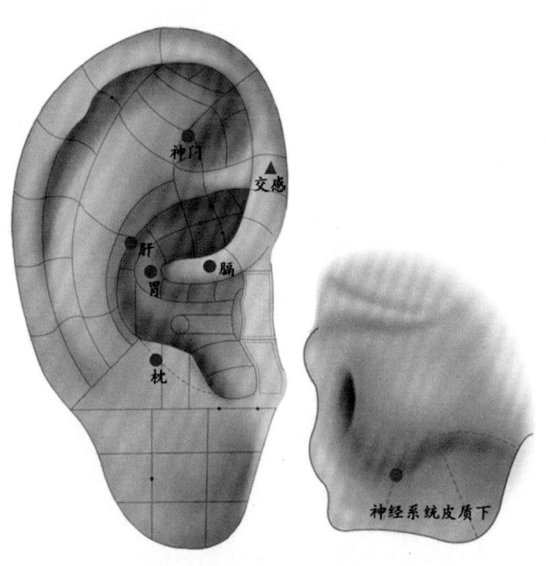

图 4–4　呃逆治疗相关耳穴

属肝郁气滞者，加肝、胆、肝阳；肾虚者加肾、肝。

［**按语**］

凡因受寒、情志不遂引起，且病程短者，疗效好，见效快；术后或某些疾病引起的继发性呃逆，病程长者，疗效较差。

五、胃肠功能紊乱

［**概述**］

胃肠功能紊乱是由胃肠道神经功能紊乱所引起，以胃肠运动及分泌功能紊乱为主，是属于自主神经功能紊乱中的一组临床症状。

患者发病前多有精神刺激史，除胃肠道表现外，常伴有失眠、焦虑、神经过敏、精神涣散等。本病女性发病率高于男性。此病属于中医学“梅核气”“郁证”范畴。

［**取穴**］

主穴：胃、小肠、脾、交感、皮质下（消化系统皮质下）、神门。

配穴：肝、胆。

［**取穴依据**］

相应部位：胃、小肠——与肝、脾合用，疏肝理气、健脾和胃、降逆止呕。

神经学说：交感——调节植物神经功能，缓解内脏平滑肌收缩；皮质下（消化系统皮质下）——抑制大脑皮层兴奋，降逆止呕，缓解胃肠道不适。

内分泌学说：肝、胆——促进胆汁排泄，促进消化。

经验用穴：神门——镇静安神。

［**随症加减**］

若失眠、心悸，加心、耳背肝（失眠穴）；头痛加皮质下（脑点）、额；焦虑不安加扁桃体（身心穴）、耳背肾（快活点）；反酸、恶心、嗳气，加贲门；食后腹胀，加艇中。

［**按语**］

1. 精神治疗占有重要地位，治疗时应深入了解病史，做耐心细致的解释工作，在治疗时加以暗示，会有意想不到的效果。

2. 病人应避免精神刺激，保持心情舒畅。

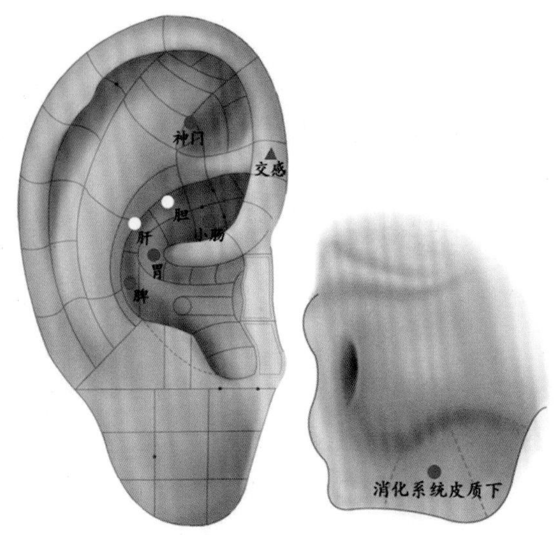

图 4-5　胃肠功能紊乱治疗相关耳穴

第二节　呼吸系统疾病

一、感冒

［**概述**］

感冒是由病毒、细菌感染所致，由于机体正气不足，风寒或风热乘虚而入，或因四时之气，感受暴寒所引起。以头痛、鼻塞、流涕、喷嚏、恶寒发热等为主要表现的外感病，分为普通感冒和流行性感冒。

［**取穴**］

主穴：耳尖放血、肺、内鼻、咽喉、膀胱。

［**取穴依据**］

相应部位：肺、内鼻、咽喉——按病变部位选穴，使“气至病所”。

藏象学说：膀胱——“膀胱主一身之藩篱”，起保护作用。

经验用穴：耳尖放血——“宛陈则除之”，放血有开窍泄热、凉血消肿、止痛解毒、祛瘀生新的作用。

［**随症加减**］

若高热，加屏尖、对屏尖、肾上腺点刺放血；头痛者，感冒多为前头痛，加额；偏头痛，加颞；后头痛，伴有头昏、头晕，加枕；头顶痛，加肝；全身肌肉酸痛、乏力，加口、脾、肝、三焦；咳嗽、咳痰，加气管、支气管、平喘；胸闷、胸痛，加胸三角、交感、胸、皮质下；胃纳不佳、腹胀、便秘，加胃、大肠、艇中。

［**按语**］

1. 耳穴对本病不仅有治疗作用，还有预防作用。在“流感”流行时，可选用肺、脾、气管、肾上腺等耳穴应用压丸法，可提高人体抵抗力，预防本病的发生。

2. 在治疗期间要嘱患者注意休息，保持室内空气流通，并可配合中药口服以提高疗效。

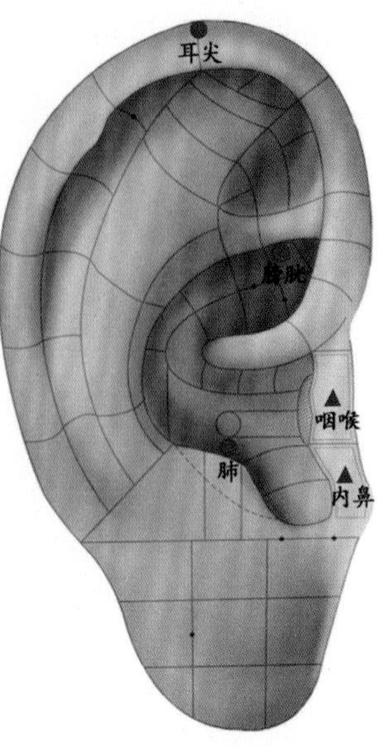

图 4-6　感冒治疗相关耳穴

二、戒烟

［**概述**］

临床流行病学调查表明，长期大量吸烟对人体各脏腑器官都有不同程度的损害，还是癌症、冠心病、肺心病、慢性支气管炎等多种疾病发病率和病死率增高的原因之一。总之吸烟对健康的危害是多方面的，是十分严重的。

［**取穴**］

主穴：神门、肺、口、皮质下（神经系统皮质下）。

配穴：胃、肝、肾、内分泌、皮质下（脑）、脑干。

［**取穴依据**］

相应部位：肺、口——抑制、消除、阻断吸烟的条件反射。

神经学说：皮质下（神经系统皮质下）——调节大脑皮层的兴奋和抑制功能；皮质下（脑）、脑干——调节大脑对尼古丁的依赖。

经验用穴：神门——镇静安神除烦。

内分泌学说：内分泌——促进新陈代谢，增强机体耐受性，以消除戒烟后的烦躁不安。

藏象学说：胃、肝、肾——疏肝和胃，益肝肾。

［**按语**］

1. 在第一次治疗后，患者再吸烟时往往感觉口中淡而无味，闻到烟味有不适感，但尚能抽；进一步治疗后，患者吸烟后会感到恶心；继续治疗后，患者不再想吸烟。

2. 医生与患者要相互配合，要积极鼓励患者，增强意志，以防半途而废。

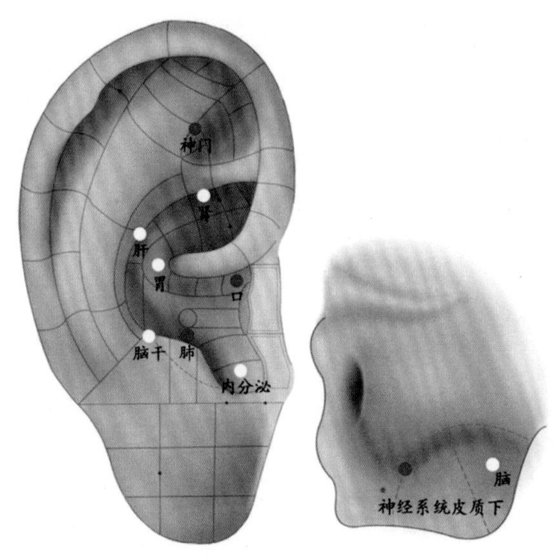

图 4–7　戒烟治疗相关耳穴

三、支气管炎

［**概述**］

支气管炎是因受细菌、病毒的感染或物理化学因素的刺激及过敏等发生的炎症。常以咳嗽、咳痰或喘促为主要症状，临床上有急、慢性支气管炎之分。

急性支气管炎是由于上呼吸道感染，或受物理、化学刺激，以及过敏因素等，引起气管和支气管黏膜的急性炎症。

慢性支气管炎是由感染或非感染性因素导致的器官、支气管黏膜及其周围组织的慢性非特异性炎症。本病与慢性刺激有关，如吸烟、粉尘、烟雾、大气污染等长期刺激。此外，病毒、细菌或致敏源、气候变化等均可导致本病的发作。

中医学认为类属“咳嗽”“痰证”“饮证”“喘证”范畴，急性属“外感咳嗽”，慢性属“内伤咳嗽”。

［**取穴**］

主穴：耳尖放血、气管、支气管、肺、神门。

配穴：交感、大肠、皮质下（神经系统皮质下）、内分泌。

［**取穴依据**］

相应部位：肺、气管、支气管——止咳平喘。

经验用穴：神门——镇静消炎；耳尖放血——消炎。

神经学说：皮质下（神经系统皮质下）——镇静消炎止痛；交感——缓解气管平滑肌痉挛。

内分泌学说：内分泌——抗过敏、抗炎。

藏象学说：大肠——大肠与肺相表里，降气止咳。

［**随症加减**］

恶寒发热者，加耳尖、额、屏尖；喘甚，加角窝中（平喘）；鼻塞流涕，加内鼻、外鼻；慢性支气管炎体虚者，加脾、肝、肾。

［**按语**］

1. 恶寒发热明显者，或高热不退，可配合耳背静脉放血。

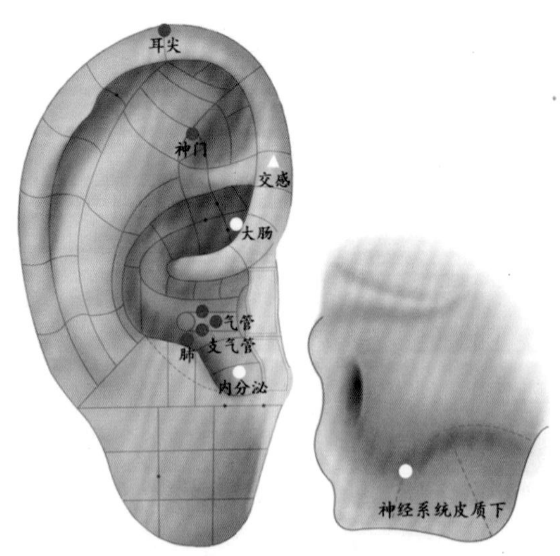

图 4-8　支气管炎治疗相关耳穴

2. 病情重，发热较高时，应及时给予中西药物治疗，以免延误病情。

四、支气管哮喘

［**概述**］

支气管哮喘是常见的呼吸系统疾病，为一种反复发作的过敏性疾病。多是由于呼吸系统受到外界寒冷空气、花粉、灰尘等刺激，或食入鱼虾等食物过敏，引起细支气管痉挛、黏膜充血、水肿，继之分泌物增加，临床主要表现为呼吸急促、咳嗽、咯泡沫痰和肺部伴有哮鸣音。属于中医学的“哮证”“喘证”“痰饮”范畴。

［**取穴**］

主穴：肺、支气管、角窝中（平喘）、交感、风溪、肾上腺、内分泌。

配穴：神门、皮质下（脑）、三焦、脾、肾。

［**取穴依据**］

相应部位：肺、支气管——调理肺的功能。

内分泌学说：风溪、内分泌、肾上腺——支气管哮喘是过敏性疾病，风溪、内分泌、肾上腺有消炎、消肿、抗过敏、抗感染作用。

神经学说：交感——缓解平滑肌痉挛。

经验用穴：角窝中（平喘）——定喘；神门、皮质下（脑）——镇静解痉。

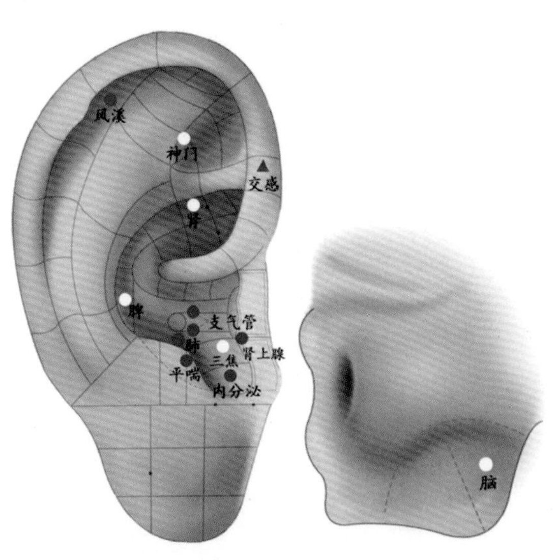

图 4–9　支气管哮喘治疗相关耳穴

藏象学说：肾——纳气平喘；脾、三焦——健脾化痰，止咳平喘。

［**随症加减**］

发热者，加屏尖、耳尖放血。

［**按语**］

1. 哮喘发作时，耳穴治疗可同时配合体针辨证取穴。

2. 哮喘严重发作时，或呈哮喘持续状态，应及时配合药物治疗，以免延误病情。

3. 属于过敏体质者，需避免接触致敏源和进食引发过敏的食物。平时应注意营养，加强锻炼，以增强体质。

第三节　循环系统疾病

一、高血压

［**概述**］

高血压是一种以动脉血压升高为主要表现的病患，病属中医学“头痛”“眩晕”“肝风”等范畴。本病是常见病，又是人类致死的主要疾病，如冠心病、脑血管病等最重要的危险因素。分为原发性高血压和继发性高血压。

原发性高血压较为常见，病人早期可无自觉症状，常于体检时发现。临床症状表现为搏动性头痛、头昏、心悸、耳鸣、眼花、失眠、手指麻木等。随着病情的发展，常可影响到血管、心脏、脑、肾等主要器官的生理功能，甚至发生脑血管意外。继发性高血压多由泌尿系统疾患、颅内疾患及内分泌疾患等引起。

高血压按血管病理改变分为三期：

Ⅰ期：早期为血管痉挛期；Ⅱ期：动脉硬化，并影响到心、脑、肾三个主要器官之一所表现的生理或病理性异常；Ⅲ期：动脉硬化，影响到心、脑、肾其中两个重要器官，甚至发生脑血管病变。

［**取穴**］

主穴：耳尖放血、角窝上（降压点）、耳背沟（降压沟）、皮质下（心血管系统皮质下）、神门、肝、心。

配穴：脾、肾。

［**取穴依据**］

相应部位：皮质下（心血管系统皮质下）——调节血管舒缩功能，缓解血管痉挛状态。

经验用穴：耳尖放血——清脑明目，镇静降压；角窝上（降压点）、耳背沟（降压沟）——清脑镇静降压；神门——镇静安神。

藏象学说：肝、心——心主血脉，肝藏血——调节血量，宁心安神，“诸风掉眩，皆属于肝”；肾、脾——滋阴补阳。

［**随症加减**］

头晕、头昏，加额、枕。

［**按语**］

1. 耳穴治疗高血压确有一定疗效，经治疗后头痛、头晕等症状可有不同程度的好转。对于Ⅰ期、Ⅱ期疗效较稳定，Ⅲ期疗效不理想。

2. 高血压患者要遵医嘱坚持服用降压药，定期测血压，检查心、肾功能及眼底。

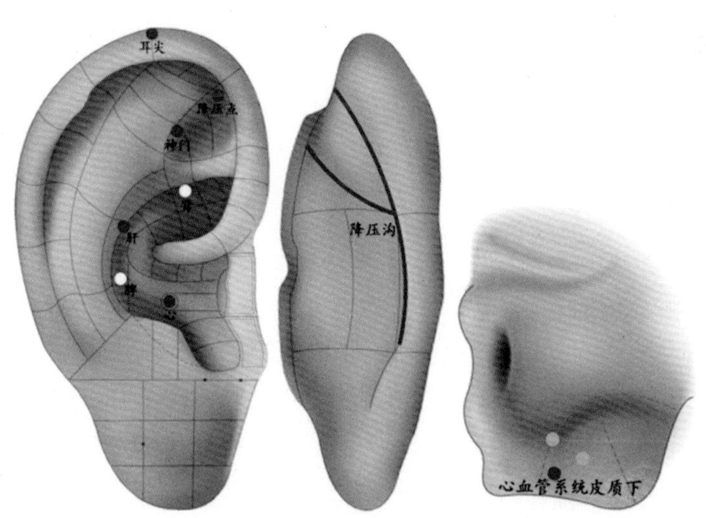

图 4–10　高血压治疗相关耳穴

二、低血压

［概述］

收缩压在 90mmHg 以下，舒张压在 40 ~ 50mmHg 以下或更低时称为低血压。病属中医学“眩晕”“虚劳”“晕厥”等范畴，患者以头晕目眩为主要表现。临床上分为急性低血压和慢性低血压。

［取穴］

主穴：下耳根放血、肾上腺、牙（升压点）、缘中、内分泌、心、肝、肾。

［取穴依据］

经验用穴：牙（升压点）、下耳根放血——升高血压。

内分泌学说：内分泌——分泌激素，提高机体应激反应能力；肾上腺、肾、缘中——分泌激素，收缩血管，升高血压。

藏象学说：心——增强心肌功能，改善循环状态；肝——肝藏血，可调节血量。

［随症加减］

气虚阳虚者，加脾、胃以益气升阳；气阴两虚者，加脾、肾以益气养阴。

［按语］

耳穴疗法对各种原因引起的低血压均有一定的疗效，对由颈椎病引起的低血压的升压作用可能不迅速，但可明显改善其他症状。

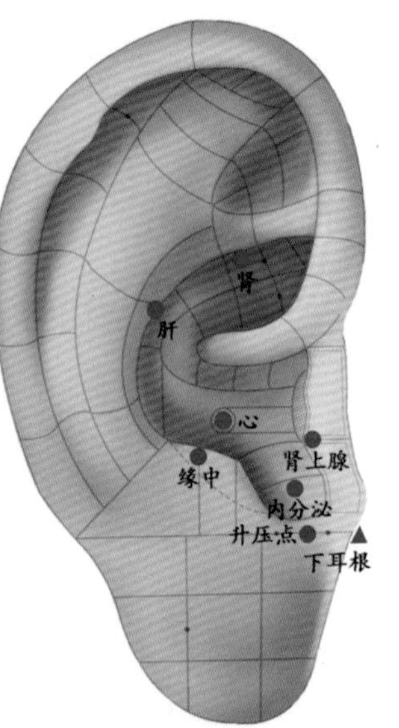

图 4-11　低血压治疗相关耳穴

三、心律失常

［概述］

心律失常是心脏之正常节律——窦性心律发生变化。临床表现为心悸、胸闷或胸痛、呼吸困难，严重时可能出现阿斯综合征或心搏停止。中医认为有气血不足、阴虚火旺、水饮内停、心阳不振或痰热上扰等原因。中医学类属“心悸”“怔忡”等范畴。

［**取穴**］

主穴：心、小肠、胸、皮质下（心血管系统皮质下）、上屏（心脏点）。

配穴：神门、枕。

［**取穴依据**］

相应部位：皮质下（心血管系统皮质下）——调节血管舒缩功能，调整心率和心律；心——五脏六腑之大主，主血脉、主神明，宁心安神、改善心功能；胸——胸痛、胸闷、心绞痛时取之。

藏象学说：小肠——小肠与心相表里，控制心率和节律。

经验用穴：上屏（心脏点）——调节心脏的收缩频率，使之维持稳定状态；神门、枕——镇静安神，避免精神过度紧张不安。

［**随症加减**］

气滞血瘀者，加肝；心阳不振者，加肾；气血两虚者，加脾、肾。

［**按语**］

1. 耳穴疗法对功能性心律失常疗效较佳。

2. 对心脏器质性病变患者应结合中西医治疗。

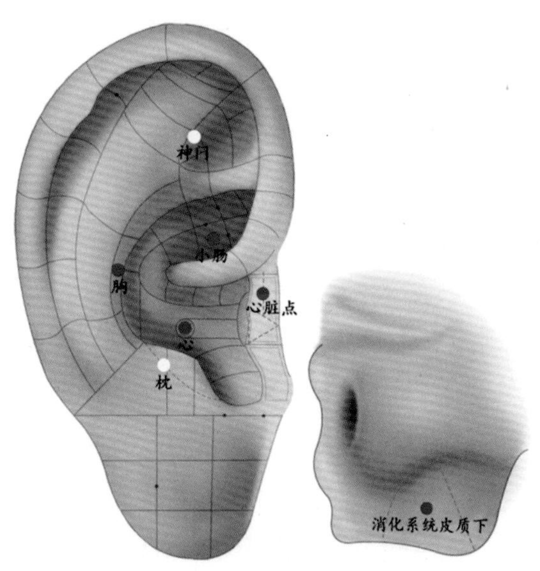

图 4-12　心律失常治疗相关耳穴

第四节　神经系统疾病

一、头痛

［**概述**］

头痛是常见的症状之一，引起头痛的原因很多，可分为功能性和器质性两大类。功能性头痛的发病机制不太明确，如神经衰弱、头痛、月经期头痛等；器质性头痛一般由于炎症刺激或牵拉、压迫等因素，作用于头颅疼痛敏感的组织，如脑膜、脑血管、脑神经及高级神经等而发生。常见有以下各部位疼痛。

前头痛：多由眼、鼻、咽喉等疾病引起，亦可见于部分贫血患者。

一侧痛：多见于耳病及偏头痛。

枕痛：多属于高血压、脑部肿瘤、脑震荡后遗症、颈椎增生、枕大神经痛。

全头痛：多见于脑动脉硬化，感染中毒等疾病。

头顶痛：多属于神经功能性原因。

［**取穴**］

主穴：耳尖放血、相应部位、皮质下（神经系统皮质下）、神门。

配穴：外生殖器（外交感）、腕（枕小神经）、肝、胃、胆、膀胱。

［**取穴依据**］

相应部位：额、颞、枕区（顶）、枕，头痛相应部位取穴。

经验用穴：耳尖放血——清脑明目镇静；神门——镇静安神；外生殖器（外交感）——除后头痛外，可用于治疗各种头痛。

神经学说：腕（枕小神经）——枕小神经分布于颈后，主治后头痛；皮质下（神经系统皮质下）——调节大脑皮层的兴奋和抑制，缓解大脑皮层紧张状态。

经络学说：肝——肝经循行于巅顶，用于头顶痛；胃——胃经循行于前额，用于前头痛；胆——胆经循行于侧面，用于侧头痛；膀胱——膀胱经循行于后头部，用于后头痛。

［随症加减］

痰浊头痛——取脾、胃，健脾化痰；肝阳上亢引起的头痛——取肝，平肝潜阳；肾虚头痛——取肾，补肾益精。

［按语］

1. 耳穴治疗头痛的机理是通过刺激耳郭周围神经末梢，引起反射活动，起到调节作用而达到疏通经络的目的。

2. 外感及肝阳型头痛，按压角度垂直于穴位处，可用重手法。

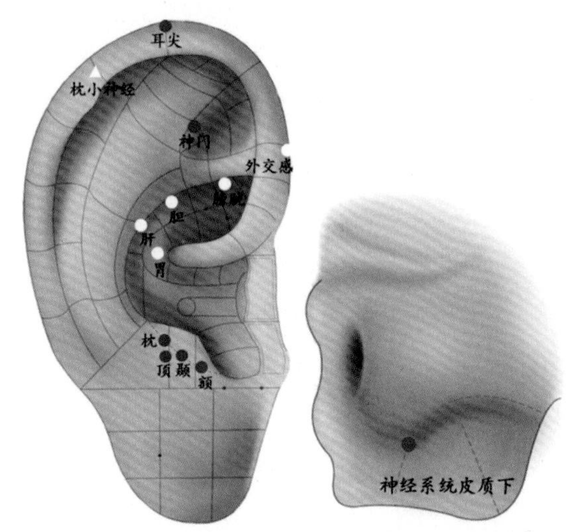

图 4-13　头痛治疗相关耳穴

二、失眠

［概述］

失眠是指无法入睡或无法保持睡眠状态，导致睡眠不足，又称入睡和维持睡眠障碍（DIMS），通常指患者对睡眠时间或质量不满足，并影响白天社会功能的一种主观体验。中医学称为“不寐”。

［取穴］

主穴：神经衰弱区、神经衰弱点、神经系统皮质下、催眠点、失眠点、心、神门、枕。

配穴：脾、肝、胆、胃。

［**取穴依据**］

相应部位：枕区（神经衰弱区）、垂前（神经衰弱点）——利眠两要穴。

经验用穴：神门、枕、肺区（催眠点）、耳背肝区（失眠点）——镇静、安神、利眠。

神经学说：皮质下（神经系统皮质下）——调节大脑皮层的兴奋与抑制。

藏象学说：心——心主神明。

［**随症加减**］

多梦，加耳背肾（多梦区）；早醒，加耳背肾（睡眠深沉点）；肝郁化火——加肝、胆，以疏肝利胆；胃气失和——加脾、胃，健脾和胃；心肾不交——加心、肾，养心安神，水火相济；心脾两虚——加心、肝、脾，补益心脾。

［**按语**］

1. 在治疗前可在神门、皮质下、枕部寻找敏感点，效果更佳。

2. 耳穴对失眠近期效果较好，远期效果不理想。有些病人可能会复发，但继续治疗仍会有效。

3. 医患之间要相互配合，病人应该放松自己，减少不良刺激。

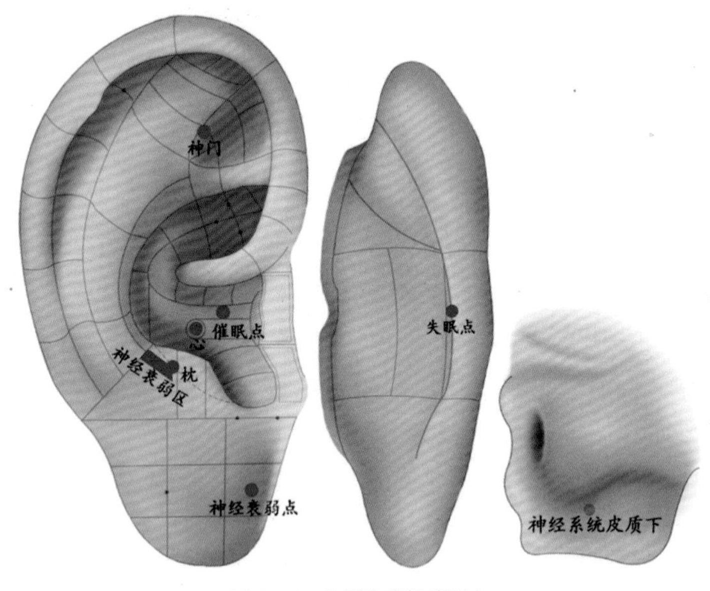

图 4–14　失眠治疗相关耳穴

三、焦虑、抑郁、精神紧张

［**概述**］

焦虑、抑郁、精神紧张是以情绪改变，伴有自主神经功能障碍为特征的神经官能症。女性多于男性。焦虑、抑郁、精神紧张也可表现为动作缓慢、迟钝、行为悲观或绝望的信念所支配，遇事总往坏的方面去想，睡眠、食欲和注意力集中发生障碍，多与生活中不顺利和下丘脑的功能紊乱有关。边缘系统的功能对内脏、躯体和内分泌等方面有调节作用，并可影响情绪。中医学属“郁证”范畴。

［**取穴**］

主穴：扁桃体（身心穴）、耳背肾（快活点）、耳中（神经官能点）、皮质下（神经系统皮质下）、神门、枕。

配穴：垂前（神经衰弱点）、枕（神经衰弱区）、肝、心、皮质下（丘脑）、腕（枕小神经）。

［**取穴依据**］

相应部位：耳中（神经官能点）——治疗神经官能症；垂前（神经衰弱点）、枕（神经衰弱区）——治疗神经衰弱。

神经学说：皮质下（神经系统皮质下）——调节大脑皮层的兴奋与抑

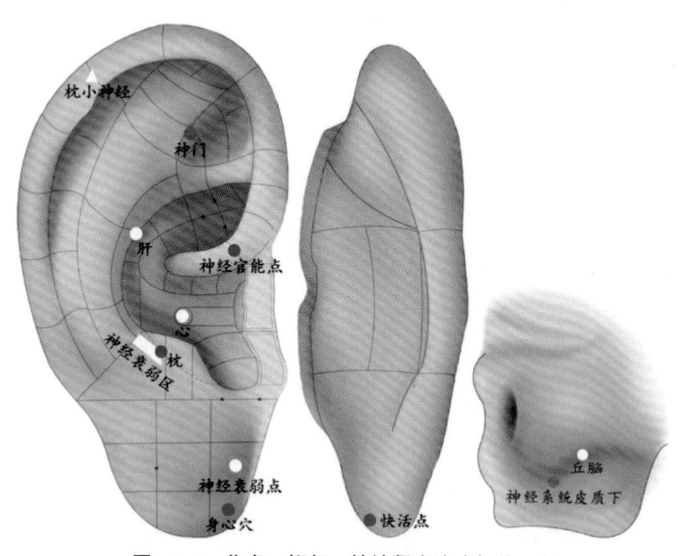

图 4-15　焦虑、抑郁、精神紧张治疗相关耳穴

制功能，平衡人体情绪；皮质下（丘脑）、腕（枕小神经）——调节情绪。

经验用穴：扁桃体（身心穴）——相当于大脑皮层的边缘系统，使情绪稳定；耳背肾（快活点）——身心穴的耳背后是快活点，用于抑郁、焦虑、精神紧张；神门、枕——姊妹穴，用于镇静安神。

藏象学说：肝、心——解郁开窍，宁心安神。

［**按语**］

耳穴对某些精神病或精神病的某些症状有一定的疗效。为提高疗效，应建立良好的医患关系，注意对病人进行细致的思想工作。嘱病人调畅情志，适当锻炼。

第五节　运动系统疾病

一、颈椎病

［**概述**］

本病是因颈椎间盘变性，颈椎骨质增生所引起的综合征。以颈肩疼痛、上肢麻木、肌肉无力、眩晕、猝倒、汗出异常、步履蹒跚，甚者四肢瘫痪为特征。多发于中老年人，现在由于生活方式改变，年轻人发病率有所上升。此外，本病的发生与职业有密切关系，长期坐位或低头工作者易致。中医学属“痹证”范畴。与外伤、劳损及外感风寒湿邪有关。

［**取穴**］

主穴：颈椎、皮质下（心血管系统皮质下）、神门、相应部位（肩、指等）。

配穴：肝、肾、心、交感、枕（耳大神经）、腕（枕小神经）、内分泌、肾上腺。

［**取穴依据**］

相应部位：颈椎、上肢相应部位——使“气至病所”。

经验用穴：神门——止痛要穴。

神经学说：皮质下（心血管系统皮质下）——活血，改善颈部血液循环；枕（耳大神经）——通肩背；腕（枕小神经）——通肢末；交感——

活血，通全身血管。

内分泌学说：内分泌、肾上腺——抗炎。

藏象学说：肝、肾——疗肝肾不足；心——心主血脉，有助血行，通经络。

［**按语**］

1. 耳穴疗法治疗颈椎病，对其症状的改善确有疗效，但影像学改变不明显。

2. 耳穴治疗本病必要时配合体针、按摩、牵引等综合治疗，效果更佳。

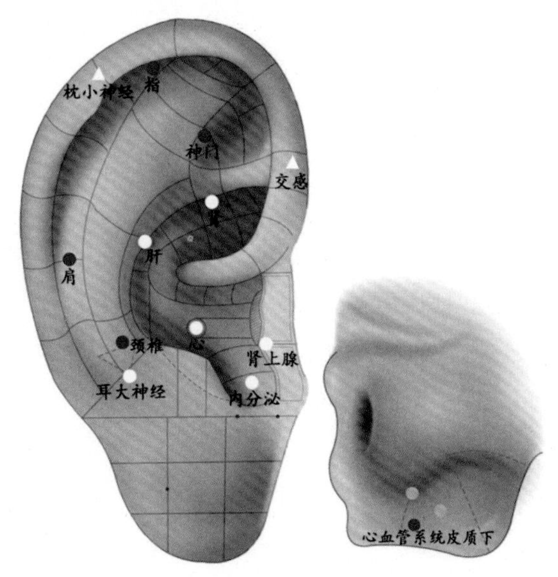

图 4–16　颈椎病治疗相关耳穴

二、肩关节周围炎

［**概述**］

肩关节周围炎简称肩周炎，是发生于关节和关节周围的滑囊、肌腱、韧带等软组织的一种退行性炎症病变。中医学称“漏肩风”“肩凝症”，患者多发于 50 岁以上，女性较多。

初起呈单侧、双侧肩部酸痛，甚则可向颈部或上肢放射，日轻夜重、四肢畏寒，病情严重者，洗脸、梳头、穿衣等生活自理困难，慢性肩周炎时，肩关节呈现不同程度僵直，肩部上部组织粘连、肌肉萎缩。故肩周炎早期以疼痛为主，晚期以功能障碍为主。

［**取穴**］

主穴：肩三角［C3–4、锁骨、枕（耳大神经）］、肩关节、肩、轮 3 或轮 4 放血。

配穴：肝、肾、脾、内分泌、肾上腺、神门、枕。

［**取穴依据**］

相应部位：肩三角、肩关节、肩——疏通经络，温经散寒，祛瘀止痛。

经验用穴：轮 3 或轮 4 放血——治疗肩周炎急性发作；神门、枕——镇静止痛。

藏象学说：肝——肝主筋；肾——肾主骨；脾——脾主肌肉。

内分泌学说：内分泌、肾上腺——抗炎。

［**随症加减**］

肩不能外展、上举，取锁骨、肩、枕（耳大神经）、轮 4 放血；肩臂不能旋后、外展，取锁骨、肩关节、轮 4 放血；肩臂不能旋前、肩后痛，取颈三角，此区治疗颈肩痛十分有效。

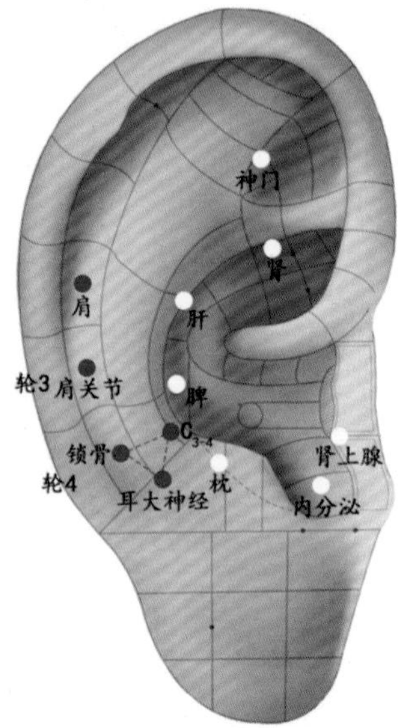

图 4–17　肩周炎治疗相关耳穴

［**按语**］

1. 贴压待耳郭充血发热后，嘱患者适当活动患肢。

2. 一般受寒后急性发作者疗效较好，对慢性疼痛或陈旧性者疗效较差，疗程应适当延长，必要时可配合针刺、艾灸、拔罐等疗法。

三、腰肌劳损

［**概述**］

本病主要指腰骶部肌肉、韧带、筋膜等软组织慢性损伤，是腰腿痛中最常见的疾病，有人称为功能性腰痛。属于中医学的“伤筋”范畴。本病好发于青年以上成人，腰部或腰骶部酸痛或肿痛，反复发作。疼痛可在劳累后或气候变化如阴雨天气时加重，时轻时重，缠绵不愈。

［**取穴**］

主穴：腰骶椎区（腰肌）、腰椎、皮质下（心血管系统皮质下）、神门、肝、肾、脾。

配穴：膀胱。

［**取穴依据**］

相应部位：腰骶椎区（腰肌）、腰椎——通经活络，疏风散寒。

神经学说：皮质下（心血管系统皮质下）——活血，加强血供。

经验用穴：神门——安神镇静，解痉止痛。

藏象学说：肾——腰为肾之府，肾主骨，先天之本，可以壮腰健肾，补阳益精；肝——肝主筋，肝肾同源故取之；脾——脾主肌肉，脾为气血生化之源，后天之本，以先后天共补，使气血充足，濡养疏通经脉。

经络学说：膀胱——膀胱经循行于后腰部，使经络疏通。

［**随症加减**］

若寒湿侵袭，加肾上腺、肺使水火互济，阴阳互根。

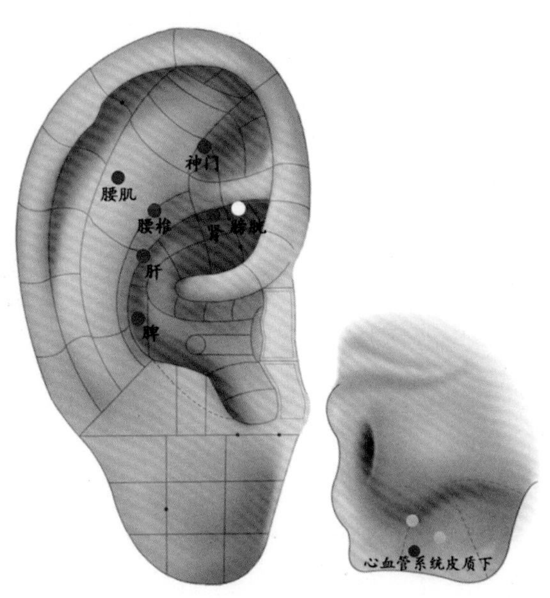

图 4–18　腰肌劳损治疗相关耳穴

［按语］

本病的治疗常采用耳穴疗法配合体针疗法易获佳效，且疾病病情痊愈后要注意调养，防止复发。复发次数越多，疗效越差。

四、坐骨神经痛

［概述］

坐骨神经痛是指沿坐骨神经走向产生疼痛或放射性疼痛。它只是一个症状，不是一种疾病，许多原因可引起坐骨神经痛。其疼痛可以是刀割样、烧灼样、闪电样，每因行走、弯腰、咳嗽而加重，表现为腰骶或臀部至下肢后外侧或前外侧的放射性疼痛，延至足背或小趾。属于中医学的“痹证”范畴。根据病因的不同分为原发性和继发性两种。

原发性坐骨神经痛多与感染或受寒有关。继发性约占发病总数的95%以上，主要由于坐骨神经周围的病变引起，如腰椎间盘突出、腰椎骨质增生等引起根性坐骨神经痛。本病多发生于中青年，治疗多采取保守疗法，效果颇佳，但是如不注意防护，极易复发。

［取穴］

主穴：腰椎、坐骨神经、臀、肾上腺、缘中、神门、枕。

配穴：肝、肾。

［取穴依据］

相应部位：腰椎、臀、坐骨神经——使气至病所，通经活络。

内分泌学说：缘中、肾上腺——垂体、肾上腺皮质轴心，加强止痛作用。

经验用穴：神门、枕——镇静止痛。

藏象学说：肝、肾——疗补肝肾功能，对坐骨神经痛迁延日久者疗效佳。

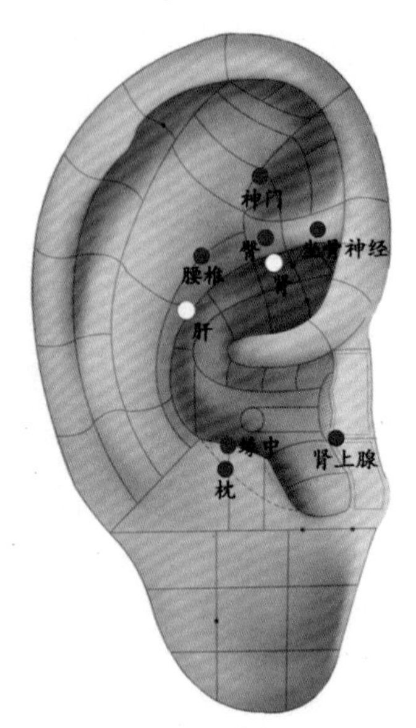

图 4-19 坐骨神经痛治疗相关耳穴

［随症加减］

若属风、寒、湿邪入侵者，加肺以疏风

散寒祛湿。

［**按语**］

1. 无论对于原发性或继发性坐骨神经痛，耳穴疗法都有一定疗效。但继发性者远期疗效较差，治疗的关键在于祛除病因。

2. 症状解除后，要注意养护，防止复发。

第六节　内分泌系统疾病

一、糖尿病

［**概述**］

糖尿病是一种与遗传基因有关的全身慢性代谢性疾病。由于体内胰岛素的相对或绝对不足而引起糖、脂肪和蛋白质的代谢紊乱，其主要特点是高血糖及糖尿。临床表现早期无症状，发展到症状期可出现多尿、多饮、多食、疲乏、消瘦等症候群，严重时发生酮症酸中毒。常见的并发症及伴随症有急性感染、肺结核、动脉粥样硬化、肾和视网膜等微血管病变及神经病变。中医学属“消渴”范畴。

［**取穴**］

主穴：胰胆（糖尿病点）、耳中（支点）、皮质下（丘脑）、缘中、内分泌。

配穴：肺、脾、胃、肾。

［**取穴依据**］

相应部位：胰胆（糖尿病点）——是诊断和治疗糖尿病的特定点，促进胰岛素分泌。

经验用穴：耳中（支点）——迷走神经分布，促进胰岛素分泌。

内分泌学说：缘中、皮质下（丘脑）、内分泌——调节内分泌腺体，促进胰岛素分泌。

藏象学说：脾、肾——肾为先天之本，脾为后天之本，调节机体功能状态；肺——宣发肺气（上消）；胃、脾——健脾和胃（中消）。

［**随症加减**］

口渴者，加上屏（渴点）、口；易饿，加下屏（饥点）；多尿，加膀胱、尿道；皮肤瘙痒，加风溪、相应部位点刺放血；四肢麻木，加腕（枕小神经）、相应部位。

［**按语**］

1. 耳穴具有良好的调整作用，可改善胰腺分泌，使血糖下降。

2. 耳穴治疗糖尿病，血糖、尿糖均可减少，对轻型糖尿病经过 5 ~ 10 次治疗，症状可得到改善。

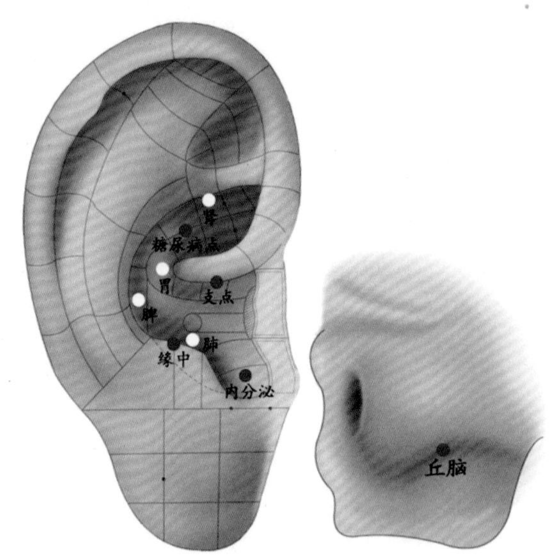

图 4–20　糖尿病治疗相关耳穴

二、单纯性肥胖

［**概述**］

单纯性肥胖是指无明显内分泌及代谢性疾病，主要是由于摄入能量过多，消耗热量减少，而使过多的热量转化为脂肪在体内存储而引起的肥胖。中医学认为肥胖是由于阴阳失衡，经络和脏腑功能失常导致的。

［**取穴**］

主穴：食道、贲门、下屏（饥点）、内分泌、缘中、皮质下（丘脑）、三焦、大肠。

配穴：腹、臀、肺、直肠。

［**取穴依据**］

相应部位：食道、贲门——控制食量；腹、臀——脂肪存储较多部位，消耗脂肪。

内分泌学说：内分泌、缘中、皮质下（丘脑）——调节机体内分泌功能，使之平衡。

经验用穴：下屏（饥点）——减少或减低食欲。

藏象学说：三焦、大肠、直肠——促进排泄；肺——肺与大肠相表里，加强排泄。

［**随症加减**］

浮肿者，加艇中（腹水点）、肾；便秘者，加角窝中（便秘点）、肺、直肠；月经不调者，加皮质下（卵巢）、内生殖器。

［**按语**］

减肥需要患者配合，长期坚持，保持恒心。意志不坚定者容易反弹。

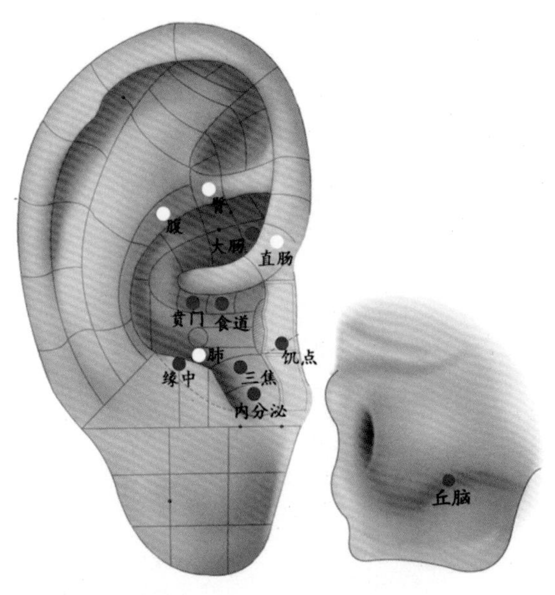

图 4-21　单纯性肥胖治疗相关耳穴

三、甲状腺功能亢进

［**概述**］

甲状腺功能亢进（简称甲亢）是由于多种病因引起的甲状腺激素分泌过多所致的一种常见疾病。临床上以弥漫性甲状腺肿伴甲亢和结节性甲状腺肿伴甲亢占绝大多数。以高代谢症候群、神经兴奋性增高、甲状腺弥漫性肿大、不同程度的突眼症为特征。以急躁亢奋、多食消瘦、恶热多汗、心悸心慌、大便量多、目突颈肿为特点。中医学属于“瘿病”范畴。

［**取穴**］

主穴：颈（甲状腺）、内分泌、皮质下（丘脑）、缘中、皮质下（神经系统皮质下）。

配穴：心、肾、脾、胃。

［**取穴依据**］

相应部位：颈（甲状腺）——调节甲状腺功能。

内分泌学说：内分泌、皮质下（丘脑）、缘中——改善内分泌，调节机体代谢。

神经学说：皮质下（神经系统皮质下）——缓解大脑皮层的兴奋与抑制。

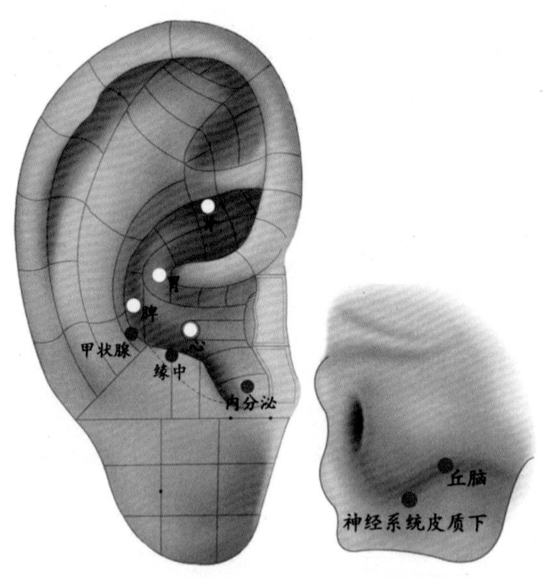

图 4–22　甲状腺功能亢进治疗相关耳穴

藏象学说：心——心主神明，宁心安神；肾——滋阴降火；脾、胃——补气养阴。

［**随症加减**］

心动过速、心律失常者，加心、上屏（心脏点）；神经过敏、易于激动、烦躁多虑、失眠紧张者，加神门、枕、耳尖；食欲亢进者，加下屏（饥点）；肌肉萎缩、四肢乏力，加脾、口；怕热多汗者，加交感；突眼者，加眼；女病人由于青春期月经不调，绝经期可引起甲亢，加内生殖器、皮质下（卵巢）、内分泌；若男性伴阳痿、乳房发育，加皮质下（睾丸）。

［**按语**］

耳穴疗法治疗此病，有一定疗效，但本病多与情志变化有关，所以医者在治疗的同时应开导患者要胸怀宽广，情绪乐观。

四、甲状腺功能减退

［**概述**］

甲状腺功能减退（简称甲减），甲状腺的活动低于正常，甲状腺合成和分泌甲状腺激素不足而出现症状。主要表现为精神和身体活动迟缓，对寒冷过敏，脉搏缓慢，体重增加和皮肤粗糙，黏液性水肿，妇女会引起月经失调，甚至闭经、性冷淡等。

根据发病年龄的不同分为三型：呆小病或克汀病，发病在胎儿或新生儿期，幼年期黏液性水肿和成年期黏液性水肿。

［**取穴**］

主穴：颈（甲状腺）、皮质下（丘脑）、缘中、内分泌、皮质下（神经系统皮质下）、三焦、脾、肾。

配穴：相应部位（如眼等），女性多取皮质下（卵巢）、额（促性腺激素点）、肾上腺。

［**取穴依据**］

相应部位：颈（甲状腺）——刺激甲状腺素分泌，改善局部营养和功能；眼——改善突眼症状。

内分泌学说：缘中、皮质下（丘脑）、内分泌——调节生理功能，共同维持甲状腺功能正常；皮质下（卵巢）、额（促性腺激素点）、肾上腺——提高激素水平，平衡甲状腺功能。

神经学说：皮质下（神经系统皮质下）——调节人体神经功能趋于正常；三焦——迷走神经、舌咽神经、面神经混合支通过，平衡和调整神经功能。

藏象学说：脾、肾——调节水液代谢，维持体液平衡，减少黏液性水肿；三焦——化气输精，通调水道。

［**按语**］

甲减患者饮食上要少吃盐，以免加重水肿，食用温和的食物，禁食寒凉的食物。生活上要注意防风保暖，增强抵抗力。

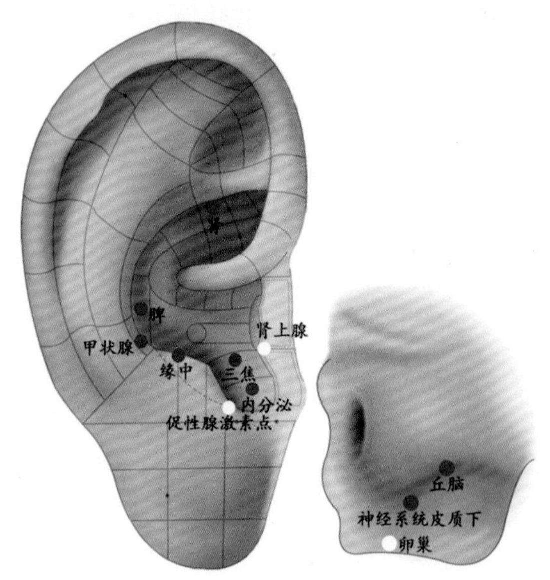

图 4-23　甲状腺功能减退治疗相关耳穴

第七节　泌尿生殖系统疾病

一、尿潴留

［**概述**］

尿潴留是指尿液充胀膀胱，不能排出为主症的疾病。临床多见因中枢神经系统疾病，尿道、前列腺、肛门周围疼痛，癔症，尿道狭窄，结石，前列腺肥大，尿道周围脓肿引起的神经性、反射性、机械性的尿潴留。

临床上老年男性多见于良性前列腺肥大，中年或青年多见于尿道狭窄或尿道结石。分为急、慢性两种。急性尿潴留可由腰椎麻醉或分娩、膀胱镜检查及外伤等引起，患者有强烈的尿意，但排不出，膀胱区胀痛难忍，如为结石引起，可有血尿，伴明显疼痛。慢性尿潴留多由各种神经系统功能障碍所致，患者比较安静。

中医学认为属于“癃闭”范畴，多因膀胱气化不利所致。

［**取穴**］

主穴：膀胱、肾、三焦。

配穴：皮质下（神经系统皮质下）、腹、腰骶椎。

［**取穴依据**］

相应部位：膀胱——升高膀胱内压力，使膀胱收缩，促进排尿；腹——增加腹压，有助于膀胱收缩。

神经学说：腰骶椎——低位排尿中枢，加强对膀胱神经的支配作用；皮质下（神经系统皮质下）——解除精神紧张因素，调节膀胱机能。

藏象学说：肾——肾与膀胱相表里，司气化，利尿；三焦——疏通水道，主持诸气，以达通尿闭之功。

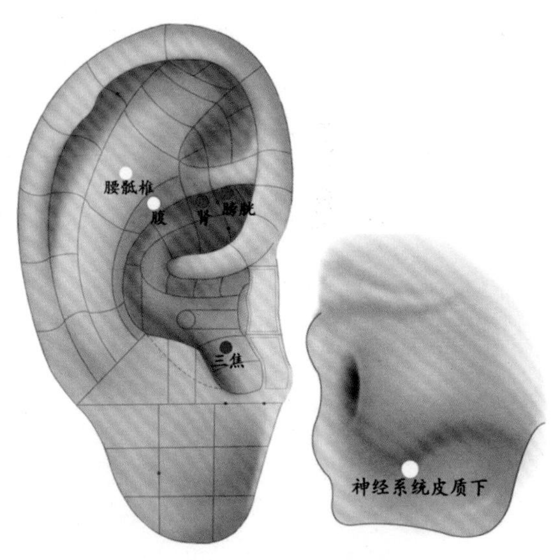

图 4–24　尿潴留治疗相关耳穴

［**随症加减**］

若为脾经湿热下注，加肺、脾以通调水道、运化水湿。

［**按语**］

1. 各种原因造成的膀胱收缩、排尿无力，取膀胱为主穴，应用强刺激，可按压数秒。

2. 本病虽由于排尿困难、胀痛难忍，但取穴应避免使用过多镇静穴，如神门、枕。特别是枕穴，具有储尿作用，不利排尿。

二、尿频

［**概述**］

尿频是泌尿系统疾病最常见的症状之一，无论是器质性疾病、功能性疾病，还是炎症性疾病均可发生。临床上前列腺炎、前列腺肿大、慢性肾炎、肾盂肾炎、膀胱炎、神经衰弱者均可见此症。中医学认为与肾气虚弱或湿热下注有关。

［**取穴**］

主穴：尿道、膀胱、枕、缘中、皮质下（神经系统皮质下）。

配穴：肾、内分泌、耳尖放血。

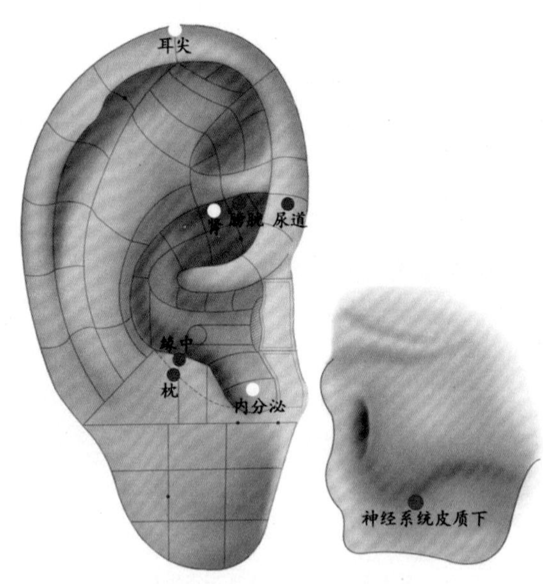

图 4–25　尿频治疗相关耳穴

［**取穴依据**］

相应部位：尿道、膀胱。

神经学说：皮质下（神经系统皮质下）——调节大脑皮层兴奋与抑制。

内分泌学说：缘中——垂体释放抗利尿激素；内分泌、耳尖放血——消炎镇静，炎症疾患可取。

藏象学说：肾——补肾培元，使膀胱气化得力。

经验用穴：枕——储尿作用。

［**按语**］

耳穴对各种原因引起的尿频均有一定疗效。肾气虚型，年老体弱者治疗时间稍长，需要坚持治疗。

三、阳痿

［**概述**］

阳痿又称阴痿。是指男子阴茎痿弱不起，临房时举而不坚或坚而不久的一种病症。本病有的与先天生长发育有关，有的是后天因病而致。西医学一般认为由精神因素引起，属神经官能症范畴，但其中又确有一部分属于生殖系统的器质性病变。

［**取穴**］

主穴：外生殖器、皮质下（睾丸）、内生殖器、皮质下（兴奋点）、缘中、轮 4（动情点）、额（促性腺激素点）、肝、肾。

［**取穴依据**］

相应部位：外生殖器、内生殖器、皮质下（睾丸）。

内分泌学说：缘中——调节内分泌状态；额（促性腺激素点）——促进性激素的分泌。

经验穴：轮 4（动情点）——增强兴奋功能。

神经学说：皮质下（兴奋点）——改善大脑皮层的抑制状态。

藏象学说：肝、肾——肝主筋，肾主生殖，调节冲任二脉，改善状态。

［**按语**］

此症多系功能性疾病，临床治疗效果较明显。但患者多精神紧张、思

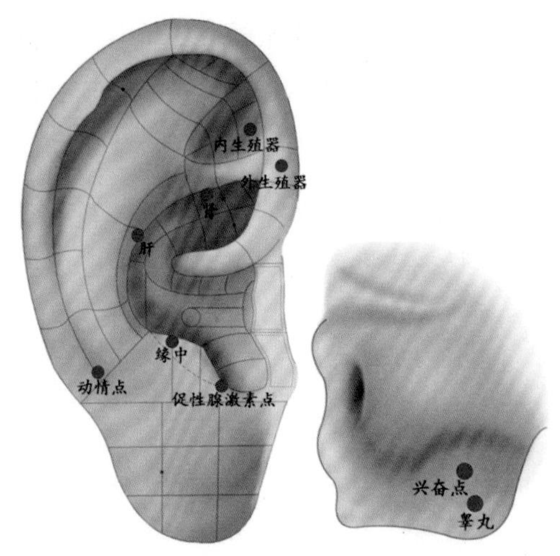

图 4-26　阳痿治疗相关耳穴

想恐惧、信心不足，要解除患者的思想顾虑，建立治疗信心。

四、前列腺炎

［**概述**］

前列腺炎常因细菌侵犯后尿道，经过前列腺管而进入腺体引起发炎。分为急、慢性两种。急性前列腺炎可伴高热寒战、尿频尿急、尿痛及终末血尿，腰骶部及会阴区、大腿内侧有不适感觉。慢性前列腺炎症状颇不一致，有的可无任何自觉症状，典型的有尿后滴沥，尿道口有分泌物渗出，腰酸，精索、睾丸、会阴区不适，轻度尿频，尿道灼痛，尿不尽，常伴有性欲减低及遗精等。中医学属“淋证”范畴。

［**取穴**］

主穴：艇角、尿道、肝、肾、内分泌、三焦、耳尖。

［**取穴依据**］

相应部位：艇角、尿道——促进病变部位抗病能力，激发机体免疫机能，调整失调功能。

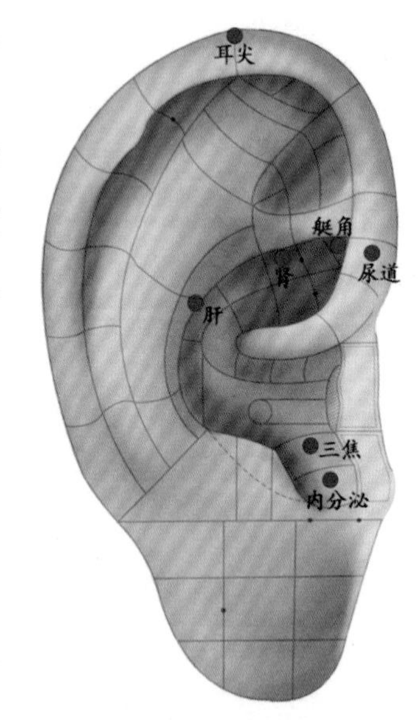

图 4-27　前列腺炎治疗相关耳穴

藏象学说：肾、肝、三焦——益肾水，清肝火，清利下焦湿热。

内分泌学说：耳尖、内分泌——消炎止痛，调节内分泌功能。

［**随症加减**］

伴有性机能减退者，加内生殖器；伴有少腹、会阴部坠痛，加下焦、盆腔；伴有睾丸抽痛，加睾丸；伴有腰痛，加腰骶椎；伴有神经衰弱，加神门、神经衰弱点、神经衰弱区。

［**按语**］

耳穴治疗前列腺炎可使炎症消退、症状缓解、机能改善，疗效可靠。

第八节　妇科疾病

一、痛经

［**概述**］

妇女正值经期或行经前后，出现小腹疼痛或痛引腰骶，伴有头晕、腰酸、恶心、腹泻等，甚则出现呕吐、面色苍白、手足厥冷、剧痛致昏厥者，称为痛经。分为原发性和继发性两种。

原发性痛经指月经初潮时即有下腹部疼痛史，除与体质虚弱、精神紧张、痛阈较低等心理因素有关外，常见于子宫发育不良、子宫前屈或后倾等位置异常和宫颈狭窄及内分泌失调；继发性痛经多与内生殖器病变有关，如慢性盆腔炎、子宫肌瘤、子宫内膜异位等。

［**取穴**］

主穴：内生殖器（子宫）、盆腔、皮质下（卵巢）、内分泌、膀胱（下焦）、皮质下（神经系统皮质下）、交感。

配穴：神门、腹、肝、肾、缘中。

［**取穴依据**］

相应部位：内生殖器（子宫）、腹、艇中（下焦）、盆腔——调理气血，行气止痛；膀胱（下焦）——是治疗泌尿生殖系统引起的少腹痛之要穴。

内分泌学说：皮质下（卵巢）、缘中、内分泌——调理内分泌、卵巢功能。

神经学说：皮质下（神经系统皮质下）——调节大脑皮层功能，缓解精神紧张状态。

经验用穴：交感——缓解子宫平滑肌痉挛；神门——镇静解痉，止痛安神。

藏象学说：肾——补肾气，调冲任。

经络学说：肝——肝经循阴器抵少腹，疏肝解郁，缓解少腹痛。

［**按语**］

1. 治疗痛经一般在月经来潮前 2 周进行。月经来潮时痛重者，随时治疗。疗效观察时间较长，连续 3 个月无痛经者方为治愈。

2. 月经期间少食寒凉及辛辣之品。

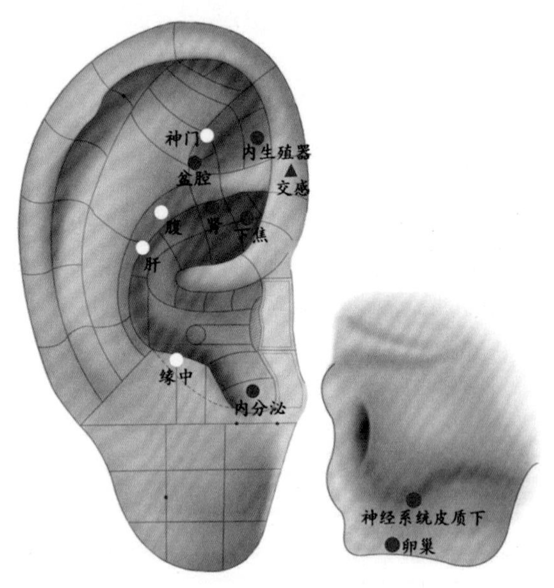

图 4-28　痛经治疗相关耳穴

二、月经不调

［**概述**］

月经是由于受垂体前叶及卵巢内分泌激素的调节而呈现有规律的子宫内膜周期性脱落的现象。如垂体前叶或卵巢功能失调会引起月经周期、血量、血色和经质的异常，月经不调包括月经先期、月经后期及月经先后无定期。月经周期提前或错后 7 天以上者，方称为月经不调。

中医学认为，月经不调与肝、肾、脾三者密切相关。

［**取穴**］

主穴：内生殖器（子宫）、皮质下（卵巢）、内分泌、缘中、肾、皮质下（丘脑）。

配穴：月经过多，经期提前，脾、肾上腺、耳中（膈）；月经过少，经期错后，交感、皮质下（心血管系统皮质下）、额（促性腺激素点）；月经先后不定期，皮质下（神经系统皮质下）、扁桃体（身心穴）、额（促性腺激素点）。

［**取穴依据**］

相应部位：内生殖器（子宫）——调理气血，滋养胞宫。

内分泌学说：皮质下（卵巢）、内分泌、缘中、皮质下（丘脑）——调整内分泌功能。

藏象学说：肾——调冲任，补肾气。

经验用穴：脾、耳中（膈）、肾上腺——统摄血液，止血；交感、皮质下（心血管系统皮质下）、额（促性腺激素点）——活血，刺激激素水平；扁桃体（身心穴）——避免精神过度紧张。

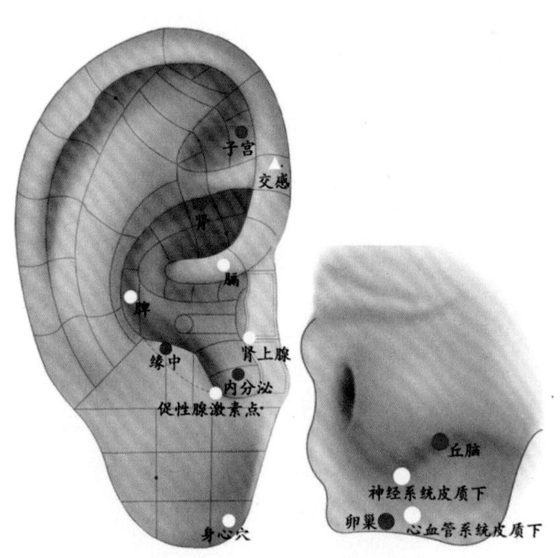

图 4-29　月经不调治疗相关耳穴

神经学说：皮质下（神经系统皮质下）——缓解大脑皮层兴奋与抑制。

［**按语**］

治疗月经不调，以每次月经来潮为一疗程，故治疗多在月经期间。一般治疗 3 个疗程，3 个月经周期正常即可，故要求患者坚持治疗。

三、少乳

［**概述**］

少乳系产后乳汁分泌量减少，或全无。除少数原因是乳房发育不全外，多数常与产母体弱、营养差、自主神经功能紊乱，特别是精神刺激或情志不畅及补乳方法不当等有关。也称“乳汁不足”“乳汁不行”。

［**取穴**］

主穴：胸（乳腺）、胸椎（乳腺）、缘中、内分泌、皮质下（丘脑）、皮质下（神经系统皮质下）。

配穴：心、肝、脾、三焦。

［**取穴依据**］

相应部位：胸（乳腺）、胸椎（乳腺）——促进乳汁分泌。

内分泌学说：缘中、内分泌、皮质下（丘脑）——调整催乳素，乳汁

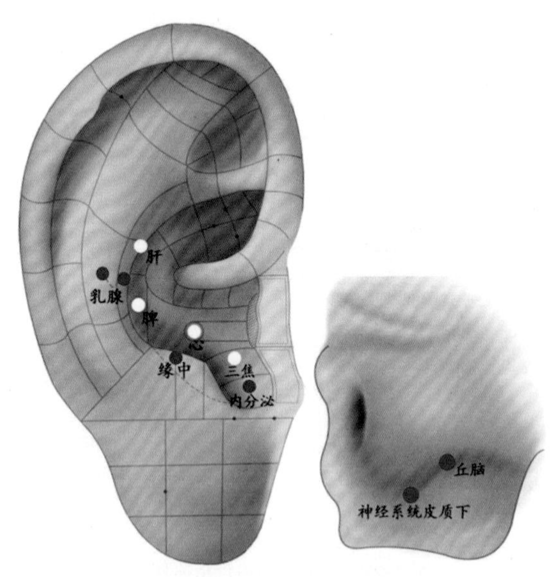

图 4-30　少乳治疗相关耳穴

的分泌及内分泌功能。

神经学说：皮质下（神经系统皮质下）——调节大脑皮层兴奋与抑制，调节自主神经功能。

经络学说：肝——肝经经过乳房，疏肝解郁，使气机条达。

藏象学说：心、肝、脾、三焦——心主血，肝藏血，脾统血升清，三焦调畅气机，促进气血生化，帮助乳汁分泌。

［**按语**］

1. 产后尽快开奶，有助于母乳分泌，妈妈要做好心理准备，消除顾虑。

2. 可配合食疗和体针（少泽、肩井、乳根、膻中），也可以促进乳汁分泌。

第九节　五官科疾病

一、耳鸣

［**概述**］

耳鸣是自觉耳内有声响，耳鸣有高音耳鸣和低音耳鸣。高音耳鸣似蝉鸣，常为听觉器官器质性病变所致，当听神经受到一定的刺激时，耳郭神经单位直到颞上回任何一个部位都可产生高音耳鸣；低音耳鸣是听觉紊乱现象，它不仅是耳部的症状，全身疾病对此也有一定的影响，多属传导器有病变。

耳鸣常伴有听力下降、耳部疾患、外耳道异物、中耳炎、耳硬化症、耳郭病变及某些全身性疾病，如脑膜炎、高热、药物中毒等均可发生耳鸣、听力下降。

［**取穴**］

主穴：耳尖放血、内耳、颞、三焦、肝、肾、胆。

［**取穴依据**］

相应部位：内耳——调节内耳内在环境，缓解局部炎症，改善内耳微循环。

神经学说：颞——听觉中枢位于颞上回，调节听神经功能。

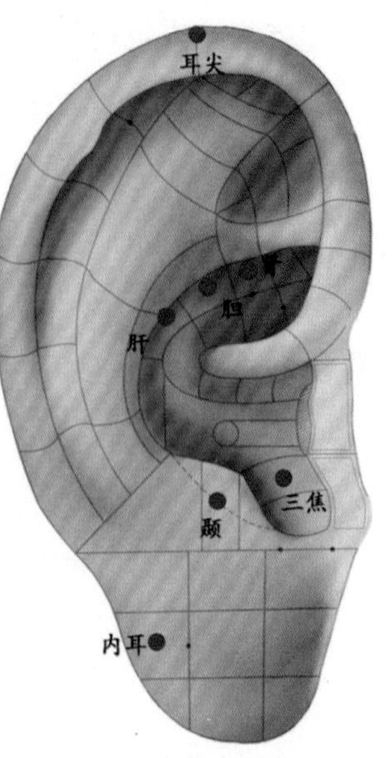

图 4-31　耳鸣治疗相关耳穴

经验用穴：耳尖放血——镇静清脑。

藏象学说：肾——肾开窍于耳，补肾聪耳；肝——肝胆火盛者低音耳鸣时，取肝以泻肝胆湿热。

经络学说：胆、三焦——两经均入耳中，主治耳疾，活络通窍利耳。

［**按语**］

治疗耳鸣时，相应部位只取内耳穴，禁忌取外耳穴，外耳穴可使耳鸣加重，治疗听力下降、耳聋时，可取内、外耳穴。

二、听力下降、耳聋

［**概述**］

为重听或听力丧失。听觉系统传导感觉因功能性障碍所致的听力减退，轻者谓之重听。声音从外耳向内耳传导障碍的耳聋称为传导性耳聋，分为外耳、中耳空气导音性耳聋，内耳液体导音性耳聋。常见的原因为感染波及中耳听小骨，也可以是内耳病变影响声音的传导。由内耳的耳蜗、听神经或脑内的听觉中枢的损害所致的耳聋称为感音性耳聋。

［**取穴**］

主穴：内耳、外耳、三焦、颞、耳尖放血、肘（速听点）。

配穴：肾、胆、交感、屏间前（目 1）。

［**取穴依据**］

相应部位：内耳、外耳——调节耳内神经的传导功能，改善局部的微循环、营养听觉神经及迷路的平衡，缓解局部炎症，提高对声音的分析能力和代偿能力；颞——听觉中枢位于颞上回，调节听神经功能。

经验用穴：耳尖放血——清脑，提高听力；肘（速听点）——日本三谷颖发现刺激此穴可提高耳内听力；屏间前（目 1）——为速听经上治疗耳聋和听力下降的主要穴位。

神经学说：交感——调整血管运动中枢，打开内耳的微循环，提高听力。

藏象学说：肾——肾开窍于耳，补肾聪耳。

经络学说：胆、三焦——两经均入耳中，主治耳疾，活络通窍利耳。

［**按语**］

耳穴对有残余听力下降、耳聋患者确有疗效，有的经过 1～3 次治疗，听力明显改善，有的治疗时间长，而持续治疗仍有疗效。对先天性耳聋，任何治疗也难有疗效。

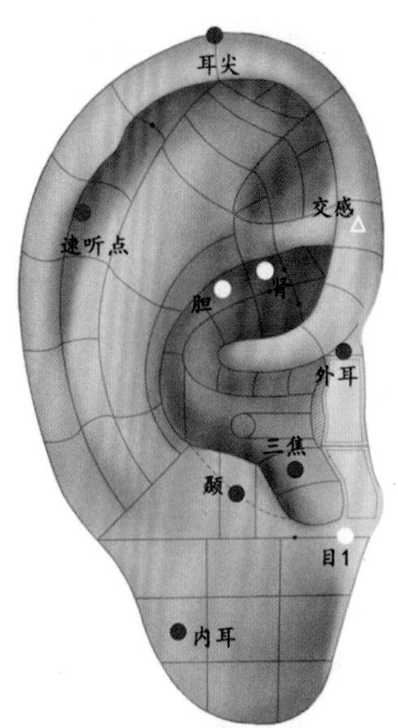

图 4-32　听力下降、耳聋治疗相关耳穴

三、急性咽喉炎

［**概述**］

急性咽喉炎分为原发性和继发性两种。原发性主要是由溶血性链球菌引起，不但咽喉黏膜有急性炎症改变，而且在咽周围组织和颈淋巴结也可以发生炎症反应。大多数咽喉炎是由急性鼻炎继发而来。烟酒过度是急性咽喉炎发病的诱因，症状可以轻重不同。轻者喉咙发干、疼痛、声音嘶哑；重者畏寒、发热、头痛、四肢酸痛、吞咽痛等。

［**取穴**］

主穴：耳尖（放血）、咽喉、口、气管、肾上腺、内分泌。

配穴：神门、大肠。

［**取穴依据**］

相应部位：咽喉、口——使刺激直接作用于病变部位。

内分泌学说：内分泌、肾上腺——消炎，抵抗外来毒素侵害，使局部炎症反应减弱或减退。

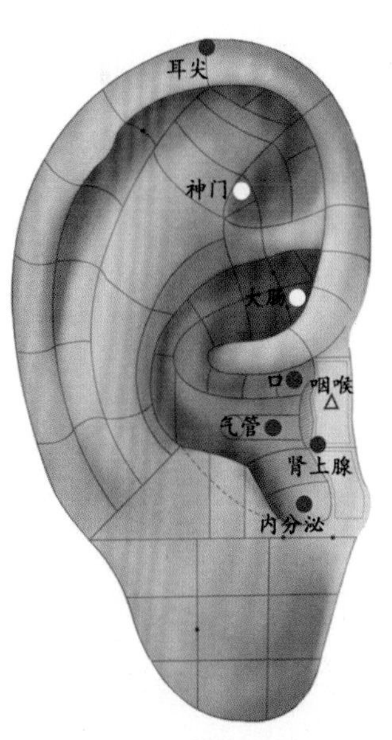

图 4-33　急性咽喉炎治疗相关耳穴

经验用穴：气管——咽喉患病时，气管

有阳性反应点，气管为治疗咽喉疾患、口腔疾患的经验用穴；耳尖、神门——镇静抗炎。

经络学说：大肠——其支者，从缺盆循颈上颊，大肠经的分支过喉咙。

［**按语**］

治疗急性咽喉炎多选咽、喉两穴位点进行刺激，效果明显。

四、慢性咽喉炎

［**概述**］

慢性咽喉炎是一种咽部黏膜的慢性炎症，症状常见于咽部干燥而有黏稠液，咳嗽。较重咽炎有咽痛，若咽炎反复发作，可引起咽部黏膜充血和肿胀，咽下部常有稠厚的黏液，咽后壁常有突起的淋巴结滤泡。

［**取穴**］

主穴：咽喉、内分泌、肾上腺、气管、口、肺。

［**取穴依据**］

相应部位：咽喉、口——使刺激直接作用于病变部位，利咽消肿。

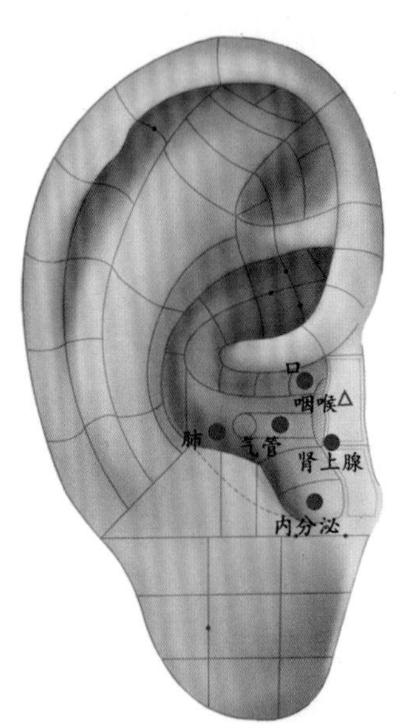

图 4–34　慢性咽喉炎治疗相关耳穴

内分泌学说：内分泌、肾上腺——消炎消肿。

经验用穴：气管——诊断和治疗咽喉及口腔疾病的特定穴。

藏象学说：肺——清泄肺热，利咽止痛，用于外感风热，熏灼肺系或肺、胃二经郁热上壅所致疼痛。

五、慢性鼻炎

［**概述**］

鼻黏膜炎症，有急性和慢性两种。急性鼻炎普遍与感冒有关，以呼吸道为主的急性感染的鼻部表现。慢性鼻炎大多为急性鼻炎的反复发作，致使鼻黏膜长期受到炎症刺激，引起黏膜及黏膜慢性炎症病变，或因外界有害气体的长期刺激形成。慢性鼻炎临床上分为单纯性鼻炎、肥厚性鼻炎和萎缩性鼻炎。中医学称为“鼻漏”，病程缠绵日久，以流脓涕、鼻塞，甚则头痛、脑胀、嗅觉失灵为主症。

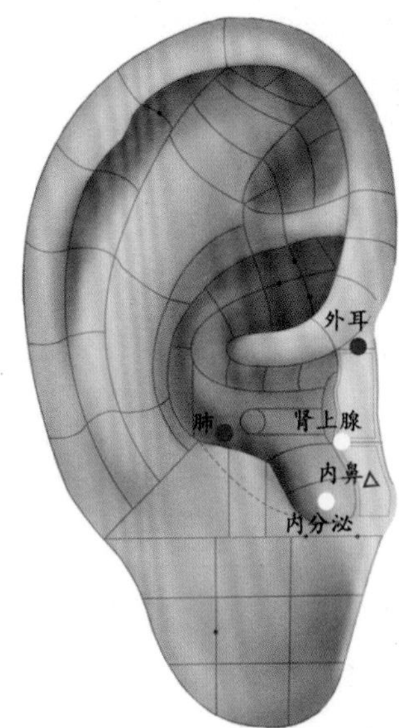

图 4–35　慢性鼻炎治疗相关耳穴

［**取穴**］

主穴：内鼻、肺、外耳。

配穴：内分泌、肾上腺。

［**取穴依据**］

相应部位：内鼻——直达病所，促进炎症消退，提高抵抗外邪能力。

藏象学说：肺——肺通气于鼻，宣肺开窍。

经验用穴：外耳——鼻通要穴。

内分泌学说：内分泌——抗过敏，增加吸收代偿功能，萎缩性鼻炎取之；肾上腺——抗过敏，消炎，对毛细血管有收缩作用，肥大型鼻炎、过敏性鼻炎取之。

［**按语**］

耳穴治疗单纯性、慢性鼻炎时有实时效应，停止治疗时，效果不明显，坚持治疗疗效巩固。

六、过敏性鼻炎

［**概述**］

过敏性鼻炎是鼻腔黏膜的变态反应性疾病。往往突然发作，以流清涕、喷嚏多、鼻痒为主症，多见于过敏体质的患者，有时与其他过敏性疾患如哮喘、荨麻疹同时并发。分为常年性变态反应性鼻炎和季节性变态反应性鼻炎；中医学称为“鼻渊”，有虚实之分。

［**取穴**］

主穴：内鼻、肺、肾上腺、风溪、内分泌、耳尖。

配穴：脾、肾、耳迷根。

［**取穴依据**］

相应部位：内鼻——直至病所，促进炎症消退，提高抵抗外邪能力。

内分泌学说：耳尖、风溪、肾上腺、内分泌——抗炎、抗过敏，增强机体免疫力。

藏象学说：肺——本病多由肺气虚，卫外不固，兼受风邪，肺气失宣所致，取肺以益气固表，宣肺通窍；脾、肾——体质虚弱者取之，以培土生金，健脾化痰，补肾固本，扶元益气。

经验用穴：耳迷根——治疗过敏性鼻炎的经验穴。

［**按语**］

过敏性鼻炎，耳穴治疗有一定效果，但疗效进展缓慢，需要坚持治疗。若为季节性变态反应性鼻炎，应在发病季节前治疗，可延迟发病时间，或减轻或控制病情发作，以达到脱敏或增强机体免疫力的功能。

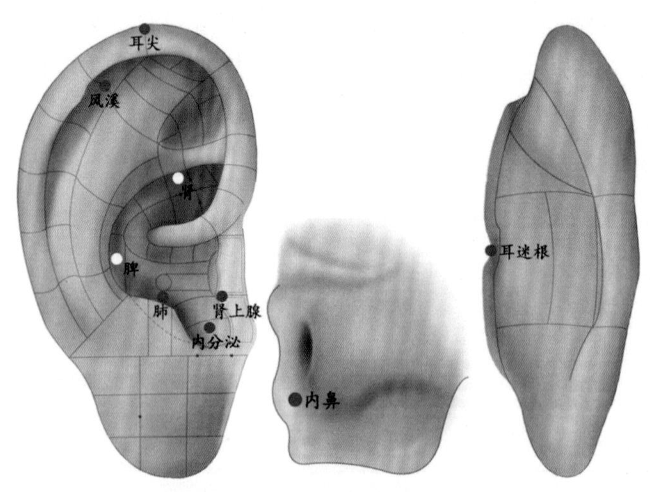

图 4-36　过敏性鼻炎治疗相关耳穴

七、复发性口腔溃疡

［**概述**］

复发性口腔溃疡亦称阿弗他口炎。本病主要症状是口腔肌膜上发生的表浅、如豆大的溃疡点，溃疡边缘整齐，周围红晕，溃疡面有黄白色纤维样渗出物覆盖，疼痛不适，遇冷、热等物理刺激时疼痛加重，常反复发作，影响休息、睡眠、饮食，而不寐又可使病情加重，反复发作。

其病因比较复杂，一般认为与全身因素如精神紧张、睡眠不足、过度疲劳、消化不良、内分泌紊乱等有关；与病毒、细菌的感染如普通球菌、球形病毒等的感染有关；与上皮角化也有关。中医学称“口疮”，与脾密切相关。

［**取穴**］

主穴：口、心、脾、舌、神门、内分泌、肾上腺、小肠。

［**取穴依据**］

相应部位：口、舌——消炎止痛。

藏象学说：心、脾、小肠——心开窍于舌，脾开窍于唇，小肠与心相表里，心、脾、口、舌相配以清心脾之积热，佐以小肠使热从小肠而解。

内分泌学说：内分泌、肾上腺——消炎止痛，提高机体免疫力，调节内分泌。

经验用穴：神门——消炎止痛。

［**随症加减**］

若失眠者，加垂前（神经衰弱点）、枕（神经衰弱区）；纳呆者，加胃；便秘者，加大肠、角窝中（便秘点）；情志不畅者，加扁桃体（身心穴）、耳背肾（快活点）。

［**按语**］

复发性口腔溃疡为周期性发作疾病。发作时影响进食及睡眠，而又每因情志不畅，生活不规律而复发。要嘱患者养成良好的生活习惯，每日保持大便通畅，多食新鲜蔬菜水果，可预防口腔溃疡的发生。

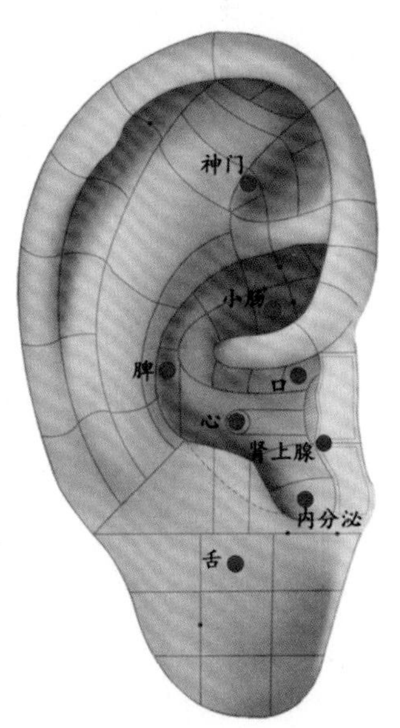

图 4–37　复发性口腔溃疡治疗相关耳穴

八、近视

［**概述**］

近视是眼睛之调节机能失常，远处之物在视网膜之前结像，常因眼球前后距离过长，或晶状体凸度过大所致。中医学称为“能近怯远症”。

近视分为真性近视和假性近视，由于先天因素或近视年久而使进入眼球的光线焦点落在视网膜前者称为真性近视；由于阅读的不良习惯，常使书与眼的距离过近或每天看书时间过长而不注意休息，使眼过度调节，睫状肌疲劳，而致使发生痉挛，改变了晶状体曲度，使外来的光线焦点落在视网膜前者为假性近视。但如果患病后仍不注意改掉不良习惯，久而久之亦可成为真性近视。

［**取穴**］

主穴：耳尖（放血）、肝、眼、屏间前（目1）、屏间后（目2）、脾、肾。

［**取穴依据**］

相应部位：眼、屏间前（目1）、屏间后（目2）——疏通局部经络气血。

经验用穴：耳尖（放血）——清脑明目。

藏象学说：肝、肾——肝主目，瞳仁属肾，取肝、肾以补肝肾、益精血、清脑明目；脾——青少年近视有的是因为睫状肌痉挛引起，取脾以调节睫状肌之功能。

［**按语**］

1. 耳穴贴压对假性近视，视力在0.7至0.8未配近视眼镜者，通过耳压治疗可达1.0或1.2以上。

2. 近视年龄越小，效果越明显，若为17岁以上者，治疗效果不好；近视已配眼镜者，以及学生紧张用眼过多者，效果不好。

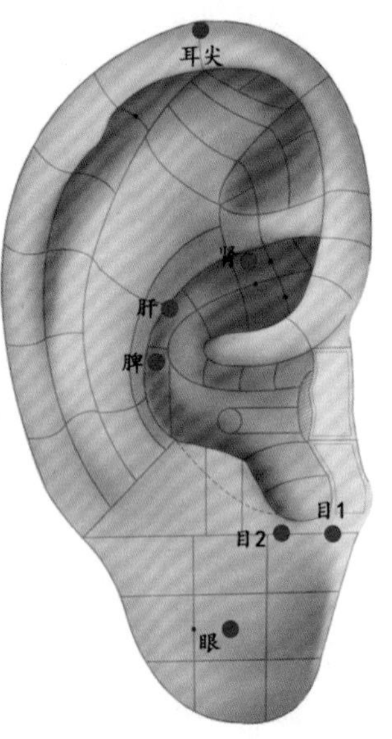

图4–38　近视治疗相关耳穴

九、牙痛

［**概述**］

牙痛是许多疾病的一个症状，绝大多数牙痛是由于牙齿本身疾病引起的，也有的是牙周组织疾患所致；此外邻近组织疾病的疼痛症状，也可波及受同一神经所支配的牙齿出现牵涉性疼痛。

引起牙痛的牙齿疾病主要有龋齿、牙髓炎、牙本质过敏等；牙周组织疾病有牙周炎、牙周脓肿、冠周炎等；邻近组织病变如急性化脓性颌骨骨髓炎、急性化脓性上颌窦炎、三叉神经痛也可有不同程度的牙痛症状。

［**取穴**］

主穴：三焦、口、颌、牙。

配穴：神门、枕。

［**取穴依据**］

相应部位：颌、口、牙——消炎止痛。

经验用穴：三焦——牙痛奇穴；神门、枕——镇静安神止痛。

［**随症加减**］

上牙痛，加胃；下牙痛，加大肠；胃火牙痛，加耳尖放血；虚火牙痛，加肾。

［**按语**］

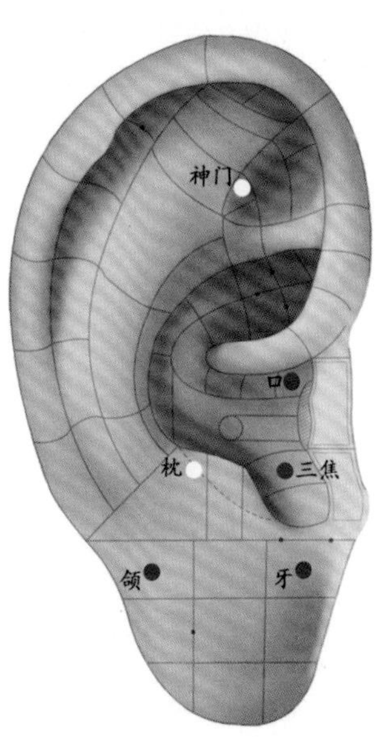

图 4-39 牙痛治疗相关耳穴

耳穴疗法简便易行，对治疗各种原因所导致的牙痛都可获得即时效应。牙痛停止后，还须寻找病因治疗。患者要注意口腔卫生，保持口腔清洁。

第十节 晕车、晕机、晕船

［**概述**］

晕车、晕机、晕船属于运动病，是乘坐火车、汽车、轮船或飞机时常发生的一种病症。它是指乘坐交通工具时，人体内耳前庭平衡感受器受到过度运动刺激，前庭器官产生过量生物电，影响神经中枢而表现出恶心、呕吐、面色苍白、出冷汗、疲倦不适等症状群，其发生机制是某运动影响半规管的结果。

中医学认为发病可能与脾胃虚弱及汽油等异味过敏有关，属于“眩晕”“呕吐”范畴。

［**取穴**］

主穴：内耳、颞、枕（晕区）、肝、枕、皮质下（神经系统皮质下）。

［**取穴依据**］

相应部位：内耳、颞——调节和稳定前庭器。

藏象学说：肝——诸风掉眩，皆属于肝。

神经学说：皮质下（神经系统皮质下）——调节大脑皮层兴奋与抑制；枕（晕区）、枕——晕区是眩晕头晕要穴，枕是止晕要穴。

［**随症加减**］

恶心呕吐加贲门、胃；汽油等异味过敏加内鼻、风溪。

［**按语**］

预防晕车、晕机、晕船的发生，在患者乘交通工具前 30 ~ 60 分钟治疗，并嘱患者在旅途中经常按压，以加强刺激，保持疗效。

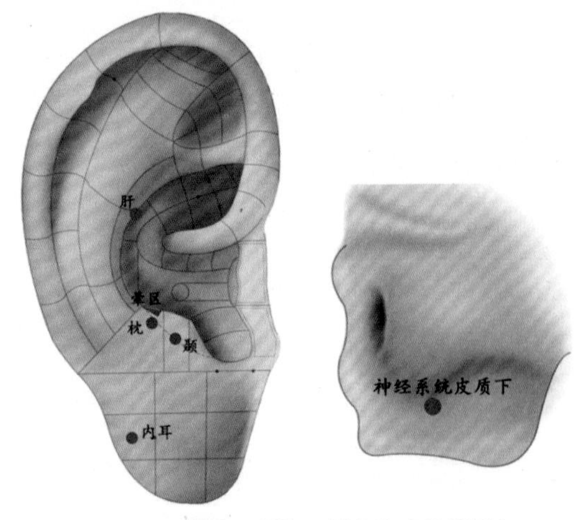

图 4–40　晕车、晕机、晕船治疗相关耳穴

第十一节　皮肤科疾病

一、痤疮

［**概述**］

痤疮又称寻常痤疮，是青春发育期性腺成熟的男女青年颜面、胸背等

皮脂腺较为丰富的部位，出现毛囊皮质腺的慢性炎症性皮肤疾病。中医学称为“粉刺”，因其面生丘疹如刺，可挤出白色碎米样粉汁，故名粉刺。

［**取穴**］

主穴：肺、内生殖器、内分泌、肾上腺、面颊或额（痤疮部位）、耳尖放血。

配穴：心、脾、胃、大肠、神门。

［**取穴依据**］

相应部位：面颊或额点刺放血——清热泻火。

内分泌学说：内生殖器——调节内分泌稳定；内分泌、肾上腺——抗炎抗感染、调节内分泌。

藏象学说：肺、脾、胃——肺主皮毛，“肺气虚则肌腠开，为风湿所乘，内热则脾气湿，脾气湿则肌肉生热也，湿热相搏，故头、面、身体皆生疮”，取肺、脾、胃，以宣通肺气，清脾胃湿热；心——“诸痛疮痒，皆属于心”，心主火，主热，取心以泻火止痒；大肠——大肠与肺相表里，取大肠以清热泻火。

经验用穴：耳尖放血、神门——镇静消炎止痒。

［**按语**］

痤疮，轻者在青春期后不经治疗可自愈，重者及时治疗尚须一段时间，一般需1～3个月。

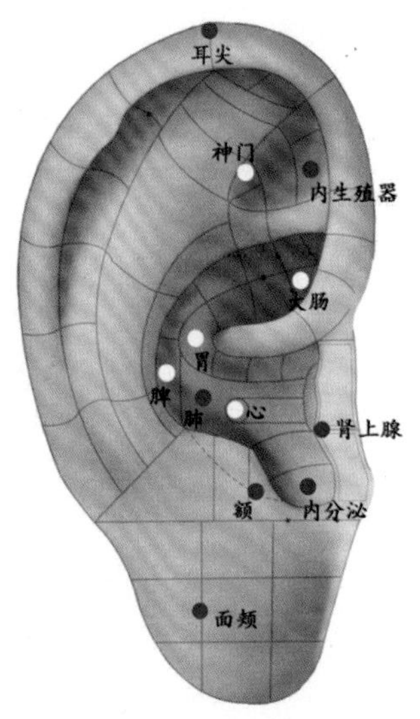

图4-41　痤疮治疗相关耳穴

二、黄褐斑

［**概述**］

本病为一种后天性局限性皮肤黑色素增多疾病，因其为淡褐色至黄褐色斑片分布于面，故名黄褐斑。病损局限于前额、颧部、颊部、鼻部、口周围等容易被日光照射处，左右对称分布。好发于性成熟后的女性，或因肝病、结核病及其他慢性疾病发生。可能与内分泌功能紊乱、月经不调、日晒等诱因使局部皮肤黑色素细胞功能亢进，黑色素生成量增多有关。

［**取穴**］

主穴：相应部位点刺放血，肺、缘中、肾上腺、皮质下（丘脑）、内分泌、肾、肝、脾。

［**取穴依据**］

内分泌学说：缘中、肾上腺、皮质下（丘脑）、内分泌——调节内分泌，减少黑色素分泌，促使色素斑消退。

藏象学说：肺、肾、肝、脾——补肾益精，疏肝解郁，活血祛瘀，改变面部黧黑。

［**随症加减**］

月经不调者，加子宫、卵巢；男性加前列腺。

［**按语**］

黄褐斑日晒后加重，故在治疗时应避免暴晒。同时可以配合针灸疗法，如在肝俞、脾俞、肾俞等穴位梅花针叩刺拔罐。

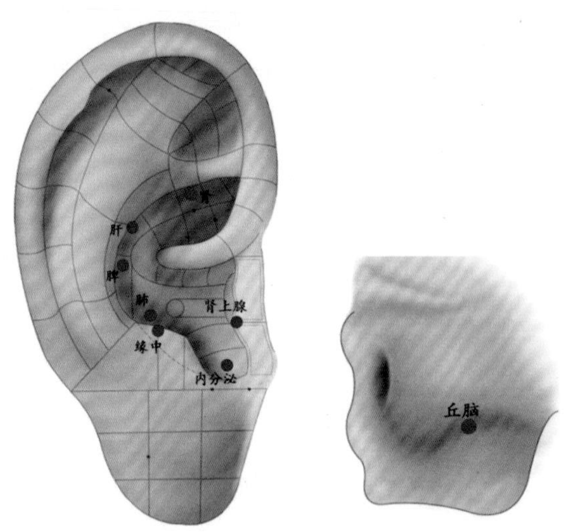

图 4-42　黄褐斑治疗相关耳穴

三、湿疹

［**概述**］

湿疹是由多种内外因素引起的过敏反应，是一种常见的急性、亚急性或慢性皮肤病。其特征是多形性皮损，弥漫性分布，对称性发作，剧烈的瘙痒，反复的发病，有演变为慢性的倾向。男女老幼皆可发生，而以过敏体质者为多。无明显季节性，但冬季常复发。精神紧张、失眠、过度疲劳可导致本病。营养失调、消化不良、胃肠疾病、肠寄生虫、新陈代谢和内分泌功能失调也可诱发本病。

［**取穴**］

主穴：相应部位、肺、脾、内分泌、肾上腺、风溪、耳尖。

配穴：心、神门、枕、耳中（膈）、大肠。

［**取穴依据**］

相应部位：依据湿疹病损部位取穴。

内分泌学说：内分泌、肾上腺、风溪、耳尖——三抗穴，抗过敏。湿疹为变态反应疾病，四穴合用可以抑制毛细血管的渗出，抑制黏膜、皮肤的抗体反应，抑制组胺的释放，并促进其代谢，抑制抗体的形成。同时取肾上腺可以加强镇痛止痒作用。

藏象学说：心——镇静，泻火安神止痒。“诸痛疮痒，皆属于心”；肺——肺主皮毛，皮肤病多取肺；脾——脾虚生湿，取脾以利湿健脾；大肠——大肠与肺相表里，取大肠泻脏腑之热，解毒止痒。

经验用穴：神门、枕——镇静止痒；耳中（膈）——膈为血会，“治风先治血，血行风自灭”。

［**按语**］

湿疹主要在相应部位点刺放血，同时要避免接触一切可疑因素，避免外界刺激以及精神紧张和辛、辣、腥等食物。

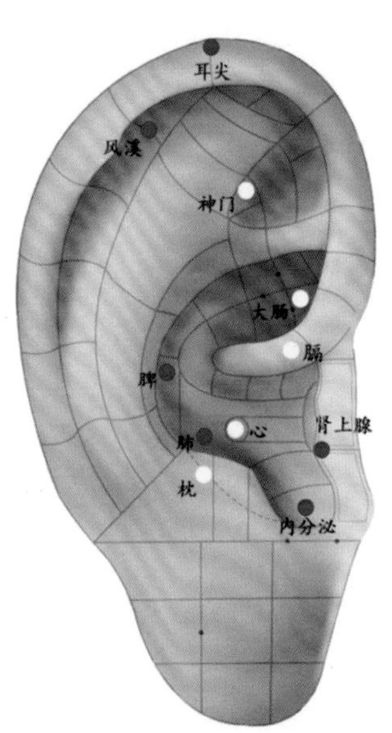

图 4-43 湿疹治疗相关耳穴

附录 1

中华中医药学会团体标准
《中医治未病技术操作规范 耳穴》

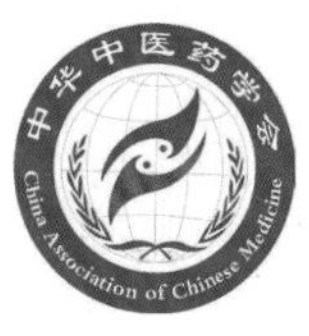

团　　体　　标　　准

T/CACM 1088—2018

中医治未病技术操作规范
耳穴

Technique specifications for treating weibing in Chinese medicine：
Auricular Point

2018-09-17 发布　　　　2018-11-15 实施

中 华 中 医 药 学 会　发布

前　言

本规范按照 GB/T 1. 1—2009 给出的规则起草。

本规范由中华中医药学会提出并归口。

本规范主要起草单位：佛山市中医院、天津中医药大学附属保康医院。

本规范参与起草单位：广东省中医院、广州中医药大学第一附属医院、南京医科大学第一附属医院、河北中医学院门诊部、温州市中心医院、江苏省中医院、北京护国寺中医院、吉林省吉林中西医结合医院、云南中医学院第一附属医院、广州市中西医结合医院、赣南医学院第一附属医院、广州市越秀区白云街社区卫生服务中心等。

本规范主要起草人：刘继洪、李桂兰、老锦雄、陈诗慧、谷婷婷、陈月娥、宋少英。

本规范参加起草人：王聪、王澍欣、王茵萍、佘延芬、张红、艾炳蔚、孟笑男、窦彬彦、刘海静、徐丽华、林唐唐、唐虹、余寿益、张小娟、钟伟泉、李东彩、老洁慧、黄丹旋、陈苹、黄志庆、胡晨鸣、杨焱、李淑华、梁绮君、吴小莹、杨光林、潘智斌、章苡丹、徐光镇、叶焕卿、许艺燕、陈珏璇、黎焕杰、王小玉、李玮琪。

本规范专家组成员：郭义、陈泽林、赵雪、李桂兰、翟伟、王金贵、郭永明、王红、孟向文、潘兴芳、史丽萍、汤毅、房纬、高希言、谭亚芹、吴焕淦、杨华元、杨永清、东贵荣、贾春生、陈跃来、刘堂义、方剑乔、杨骏、高树中、齐瑞、吴强、石现、孙建华、倪光夏、何丽云、王频、车戬、陈以国、裴景春。

引　言

2008 年初，国家中医药管理局启动“治未病”健康工程，目标是创建有中医特色的预防保健服务体系。以治未病理念为指导，探索构建中医特色的预防保健服务体系是我们中医药人的历史使命。国家中医药管理局为进一步推动治未病工程的深化，加强标准化，2015 年投入启动治未病标准化项目 136 项，本规范是其中一项。本项目组已有扎实的耳穴研究实验基础和临床基础，特别是耳穴在治未病领域中的应用。

随着社会经济的发展，生活水平的提高，人们对健康保健也越来越重视，“治未病”的需求也越来越高，各综合医院陆续开设了治未病中心，社会上的各类养生保健机构不断涌现。广大群众对相关医疗机构、医疗工作者、健康保健从业人员的技术规范及疗效要求也越来越高，因此制定治未病领域的技术操作标准及指南迫在眉睫。

耳穴作为人体的一个微系统，可反映人体的健康信息。耳穴阳性反应点随着疾病发生、发展、转归的不同阶段发生改变，既可反映现病症发生的部位，又可反映以往发生的病变，有些反应点更可能预示将要发生的病症。因此，通过观察耳穴表面的物理变化以及检查压痛反应等可以预测人体的健康状况。耳穴既能诊断，更能治疗、干预和养生保健。耳穴疗法对疾病的适应范围较广，可以治疗内、外、妇、儿、五官、皮肤、骨伤等科上百种常见病及疑难病症。运用耳穴诊疗法，便能涵盖中医治未病“未病先防、既病防变、瘥后防复”三个层面。因此制定本规范很有必要。它体现中医治未病核心理念，其“简、便、验、廉”的技术特色也是中医治未病的重要干预技术之一，对推动治未病健康工程的深入开展具有重要意义。

中医治未病技术操作规范　耳穴

1　范围

本规范适用于中医治未病耳穴诊断、干预技术的术语和定义、操作步骤与要求、操作方法、注意事项与禁忌。

2　规范性引用文件

下列文件中的条款通过部分引用而成为本规范的条款。凡是注日期的引用文件，其随后所有的修改单（不包括勘误的内容）或修订版均不适用于本规范，然而，鼓励根据本规范达成协议的各方研究是否可使用这些文件的最新版本。凡是不注日期的引用文件，其最新版本适用于本规范。

GB/T 13734—2008 耳穴名称与定位

GB/T 21709. 1—2008 针灸技术操作规范第 1 部分　艾灸

GB/T 21709. 3—2008 针灸技术操作规范第 3 部分　耳针

GB/T 21709. 11—2008 针灸技术操作规范　电针

ZYYXH/T 157 中医体质分类与判定

ZYYXH/T 163 中医保健技术操作规范　耳部保健按摩

3　术语和定义

3. 1　耳穴望诊法 Ear inspection method

通过肉眼或借助放大镜观察耳郭相应部位及穴位的色泽、形态、分泌物等情况，并依据阳性反应物（如丘疹、结节、皮屑等）的对应部位、血络形态及充盈程度等变化进行综合分析，判断机体健康状况及诊断病症的方法。

3. 2　耳穴触诊法 Ear palpation method

采用手指或探棒等工具触摸、按压耳穴的皮肤和皮下组织，根据阳性反应物的形态、质地、压痛、活动度等情况来综合分析，判断机体健康状况及诊断病症的方法。

3. 3　耳穴电测法 Ear electrometric method

采用耳穴电测仪器探测耳穴，测定耳穴的电阻、电位等变化，根据仪器电表、音响、灯光等不同的变化，来判断机体健康状况及诊断病症的方法。

3.4　耳穴毫针法 Ear acupuncture therapy

使用毫针刺入耳穴以防治疾病的一种方法。

[GB/T 21709.3—2008，定义 2.2]

3.5　耳穴压丸法 Ear plaster therapy

使用一定丸状物贴压耳穴以防治疾病的一种方法。

[GB/T 21709.3—2008，定义 2.3]

3.6　耳穴刺络法 Ear bloodletting pricking therapy

使用针具点刺耳穴络脉使其出血以防治疾病的一种方法。

注：改写 GB/T 21709.3—2008，定义 2.5。

3.7　耳穴埋针法 Ear needle-embedding therapy

使用皮内针埋入耳穴以防治疾病的一种方法。

注：改写 GB/T 21709.3—2008，定义 2.4。

3.8　耳穴电针法 Ear electroacupuncture therapy

用电针仪输出脉冲电流通过毫针等作用于耳穴以防治疾病的一种方法。

3.9　耳穴火针法 Ear fire-needle therapy

使用特制的针具将针在火上烧红后点灼耳穴以防治疾病的一种方法。

3.10　耳穴贴膏法 Ear sticking plaster therapy

使用特制膏药贴敷于耳穴以防治疾病的一种方法。

3.11　耳穴温灸法 Ear moxibustion therapy

使用艾条或特制灸制品温灸耳穴以防治疾病的一种方法。

3.12　耳穴按摩法 Ear massage therapy

运用按摩手法刺激耳郭及相应耳穴以防治疾病的一种方法。

4　准备与要求

4.1　操作准备

4.1.1　消毒

4.1.1.1　部位消毒

应用 75% 乙醇或 0.5% ~ 1% 的碘伏棉球或棉棒拭擦施术部位。

4.1.1.2　操作者消毒

操作者按规范清洁消毒双手。

注：耳穴诊断技术一般不需要进行消毒。

4.1.2　体位

常采用坐位，年老体弱、病重或精神紧张者采用卧位。

4.2　操作选穴

根据服务对象具体情况选定穴位及选择干预方法（参见附录 A、附录 B、附录 C）。

根据 2008 年版的《国家标准耳穴名称和定位》耳穴图（参见 GB/T 13734—2008）进行穴位定位。

根据 ZYYXH/T 157《中医体质分类与判定》进行体质判定，选穴参见附录 A。

5　操作方法与步骤

5.1　耳穴诊断技术

5.1.1　耳穴望诊法

通过肉眼或借助于放大镜，在自然光线或白炽灯下观察耳郭相应部位及穴位的色泽、形态、分泌物等情况，并依据阳性反应物（如丘疹、结节、皮屑、瘢痕、油脂等）的对应部位、血络形态及充盈程度等变化进行综合分析，具体方法如下：

操作者两眼平视，用拇指和食指轻捏耳郭，耳郭凹陷处用中指从耳背顶起，由内向外，由上向下，观察耳郭相应部位及穴位的色泽、形态、分泌物等情况，及耳穴阳性反应物的变化。发现可疑阳性反应物时，用食指或中指从耳背顶起，暴露阳性反应物位置，然后用拇指和食指对耳郭进行上提、下拉、外展，仔细辨别阳性反应物位置与性质、大小、形态、色泽、硬度等，并与对侧耳郭相应部位对照观察。

5.1.2　耳穴触诊法

5.1.2.1　总则

用手指或探棒按压耳穴区域，寻找敏感的压痛点，或用手指触摸耳郭相应部位及穴位的皮肤及皮下组织，以检查其形态、范围、质地、压痛、活动度及耳郭的弹性等情况。

5.1.2.2　指摸法

用一手拇指、食指指腹揉摸耳穴区域，辨别指下形状、质地、反应物活动度，有无压痛等情况。

5.1.2.3　探棒触压法

以顶端圆滑、硬度适中的探棒按耳郭解剖部位，垂直于皮肤表面，用力均匀地触压，了解相应穴位皮下形态、质地、压痛、压痕方面的变化。

5.1.3　耳穴电测法

操作者按耳穴电测仪器的操作要求，持探棒在耳郭上做均匀缓慢滑动，根据仪器显示出的电表、音响、灯光等不同的指示进行判断，并依据仪器指示所反映的程度，筛选出主要阳性反应点。耳郭不洁（如皮屑、油脂、污垢等较多者）可用 0.9% 生理盐水或 75% 乙醇棉球清洁耳郭，待耳郭自然干燥后，再行探测。具体方法如下：

操作者用一手拇指、食指捏住耳郭，中指在耳背部顶起需探测之穴位，另一手持探棒进行探测，一手随另一手所持探棒探测的耳穴位置而移动，应用同等压力探触耳穴，每穴停留时间 2~3 秒，避免反复探测。

5.2　耳穴干预技术

5.2.1　耳穴毫针法

5.2.1.1　针具选择

选用无菌针具，针具规格根据服务对象具体情况而定，针身长度不宜超过 25mm，直径不宜超过 0.25mm。

5.2.1.2　体位选择

常采用坐位，年老体弱、病重或精神紧张者采用卧位。

5.2.1.3　定穴和消毒

根据服务对象情况选取相关耳穴，用 75% 乙醇或 0.5%~1% 的碘伏棉球或棉棒消毒耳郭相应部位。

5.2.1.4　进针

操作者用一手拇指、食指固定耳郭，中指托着针刺部位的耳背，另一手拇指、食指持针，在选好的穴位处进针。刺入深度应视耳郭局部的厚薄灵活掌握，以不刺穿耳郭为度。刺入耳穴后，若局部无针感，应调整针刺的方向、深度和角度以增强针感。刺激强度和手法依体质、症状、证型、耐受度等方面综合考虑。进针方法主要有三种：

a）捻入法：操作者一手固定耳郭，另一手拇指、食指持针柄，将针尖对准耳穴，边捻转，边进针。

b）速刺法：操作者一手固定耳郭，另一手持针，针尖对准耳穴，迅速将针刺入耳穴中。

c）管针法：操作者一手拇指与食指持一次性无菌管针，管针针口垂直对准穴位，另一手食指对准针柄上方，用食指叩打或中指弹击针尾，即可使针刺入耳穴中。

5.2.1.5　留针和出针

留针时间 15 ~ 30 分钟，慢性病、疼痛性疾病留针时间适当延长。出针时迅速将毫针拔出，除特殊需要外，用消毒干棉球轻压针孔片刻，以防出血。

5.2.2　耳穴压丸法

5.2.2.1　体位选择

常采用坐位，年老体弱、病重或精神紧张者采用卧位。

5.2.2.2　定穴和消毒

根据服务对象情况选取相关耳穴，用 75% 乙醇或 0.5% ~ 1% 的碘伏棉球或棉棒擦拭耳郭相应部位。

5.2.2.3　贴压操作

根据服务对象的情况选择不同的贴压材料，操作者一手固定耳郭，另一手用镊子将贴有一丸状物（如药籽、磁珠等）的胶布对准穴位贴压。刺激耳穴时要在穴位处垂直逐渐施加压力，注意刺激强度。

根据服务对象具体情况，每天自行按压 3 ~ 5 次，每次每穴按压 30 ~ 60 秒，3 ~ 5 天更换 1 次，双耳交替。

5.2.2.4　刺激强度

刺激强度以服务对象具体情况而定，儿童、孕妇、年老体弱、神经衰弱者以轻刺激，急性疼痛性病证以强刺激。

5.2.3 耳穴刺络法

5.2.3.1 体位选择

常采用坐位，年老体弱、病重或精神紧张者采用卧位。

5.2.3.2 按摩全耳

进行全耳按摩，使耳郭充血发热。

5.2.3.3 定穴和消毒

根据服务对象情况选取相关耳穴，用 75% 乙醇或 0.5% ~ 1% 的碘伏棉球或棉棒擦拭耳郭相应部位。

5.2.3.4 刺络操作

操作者一手固定耳郭（穴位），另一手拇指、食指持针迅速点刺耳穴，刺入深度约 1.5mm，针刺后用无菌干棉球或 75% 乙醇棉球擦拭放血部位，双手拇指、食指轻轻挤压放血耳穴部位周围，使其出血。实证、热证、痛证、炎症放血量为 20 ~ 50 滴。虚证放血量为 5 ~ 10 滴，3 ~ 7 天一次。双耳交替操作，施术后以无菌干棉球或棉签压迫止血。

5.2.4 耳穴埋针法

5.2.4.1 体位选择

常采用坐位，年老体弱、病重或精神紧张者采用卧位。

5.2.4.2 定穴和消毒

根据服务对象情况选取相关耳穴，用 75% 乙醇或 0.5% ~ 1% 的碘伏棉球或棉棒擦拭耳郭相应部位。

5.2.4.3 埋针操作

操作者一手固定耳郭，另一手用镊子或止血钳夹住皮内针，把皮内针刺入耳穴，用医用胶布固定并适度按压。嘱服务对象定时按压，留置 3 ~ 5 天后取出皮内针，并消毒埋针部位。

5.2.5 耳穴电针法

5.2.5.1 体位选择

常采用坐位，年老体弱、病重或精神紧张者采用卧位。

5.2.5.2 定穴和消毒

根据服务对象情况选取相关耳穴，用 75% 酒精或 0.5% ~ 1% 医用碘伏棉球或棉棒擦拭耳郭相应部位。

5.2.5.3　进针

操作者一手固定耳郭，另一手持针刺入耳穴，刺入深度应视耳郭局部的厚薄灵活掌握，以不刺穿耳郭为度。若局部无针感，应调整针刺的方向、深度和角度以增强针感。刺激强度和手法应依据体质、症状、证型、耐受度等方面综合考虑。

5.2.5.4　通电和留针

针刺获得针感后（见 5.2.1.4），宜选 1 ~ 3 对主要穴位，连接电针仪，通电时间一般以 10 ~ 20 分钟为宜。每天或隔天一次，一般 7 ~ 10 次为一疗程，每个疗程之间间隔 2 ~ 3 天。根据服务对象情况选取合适的电针参数（参见 GB/T_21709.11—2008 附录 A）。

5.2.5.5　电针导线连接穴位的方法

一对导线正负极应连接在同侧耳郭，针刺两个穴位以上时，应选择距离较远的两个穴位相配对，通电时配对的毫针不能接触。取单一穴位时，一根导线连接耳穴毫针处，另一导线应握在服务对象的手中。

5.2.5.6　出针

电针治疗完成后，应缓慢调节强度电钮或按键，使输出强度调至零位，关闭电针仪电源，除去导线，再起针。

5.2.6　耳穴火针法

5.2.6.1　体位选择

常采用坐位，年老体弱、病重或精神紧张者采用卧位。

5.2.6.2　定穴和消毒

根据服务对象情况选取相关耳穴，用 75% 乙醇或 0.5% ~ 1% 的碘伏棉球或棉棒擦拭耳郭相应部位。

5.2.6.3　火针点灼

一手把耳郭稍向外拉开，以充分暴露需要针刺的耳穴，另一手拇指与食指执笔样持住特制针具的上 1/3 处，在酒精灯上加温后，迅速点灼选取的耳穴部位，每穴点灼一下即可。每周点灼 1 ~ 2 次。

5.2.7　耳穴贴膏法

5.2.7.1　体位选择

常采用坐位，年老体弱、病重或精神紧张者采用卧位。

5.2.7.2　定穴和消毒

根据服务对象情况选取相关耳穴，用75%乙醇或0.5%～1%的碘伏棉球或棉棒擦拭耳郭相应部位。

5.2.7.3　贴膏操作

根据服务对象情况选择不同功效的贴膏。操作者一手固定耳郭，另一手摄取已准备好的贴膏对准穴位贴敷。根据膏药刺激量和服务对象的耐受程度决定贴敷时间和频次。一般3～5天更换1次。

5.2.8　耳穴温灸法

5.2.8.1　体位选择

常采用坐位，年老体弱、病重或精神紧张者采用卧位。

5.2.8.2　定穴和消毒

根据服务对象情况选取相关耳穴，用75%乙醇或0.5%～1%的碘伏棉球或棉棒擦拭耳郭相应部位。

5.2.8.3　艾条温和灸

操作者手持艾条将燃着的一端对准施灸耳穴，距施灸部位皮肤2～3cm，固定不动，以施灸处皮肤有温热感，并出现红润为度，每次灸1～3穴，每穴灸3～5分钟为宜。

5.2.8.4　艾条雀啄法

一手持艾条，将燃着的一端对准施灸耳穴，距施灸耳穴皮肤2～3cm，如小鸟啄食一样，一一落于皮肤施灸，以灸处皮肤有温热和出现红润为度，每次灸1～3穴，每穴灸5～10分钟。

5.2.8.5　特制器具灸

用特制的耳穴灸器具施灸。

5.2.9　耳穴按摩法

5.2.9.1　体位选择

常采用坐位，年老体弱、病重或精神紧张者采用卧位。

5. 2. 9. 2　定穴和消毒

根据服务对象情况选取相关耳穴，用 75% 乙醇棉球或 0. 5% ~ 1% 的碘伏棉球擦拭耳郭相应部位。

5. 2. 9. 3　按摩手法

以手指、手掌或耳穴按摩棒揉压穴位，用一定刺激量使穴区有酸、胀、痛、麻感，以达保健、治疗效果。按摩方法主要是以下三种：

a）点按法：用探棒或手指指尖点按相关的穴位，压力由轻到重，至局部胀痛、发热为宜，每穴 1 ~ 2 分钟。

b）掐按法：用一手拇指对准耳前穴位点，食指对准穴位耳背相对应部位进行掐按，力度由轻到重，直到局部胀痛、发热为宜。

c）揉按法：用探棒、手掌或食指尖对准耳郭相应部位或穴位进行揉按，压力由轻到重，至局部发热、胀痛为宜。

5. 2. 9. 4　日常耳穴保健按摩法

a）全耳腹背面按摩法：双手摩擦使掌心劳宫穴发热，先将劳宫穴对准耳郭前（腹）面，做耳郭前面按摩；然后按摩耳郭后（背）面，按摩耳郭前面及后面致耳郭发热，20 ~ 30 下 / 次，一天 2 ~ 3 次。

b）手摩耳轮按摩法：以拇指、食指沿耳轮由轮 4 向上至轮 1，然后沿耳尖向前至耳轮脚，反复按摩致耳轮发热，20 ~ 30 下 / 次，一天 2 ~ 3 次。

c）提拉耳尖法：以拇指、食指捏耳郭上部，先揉捏，再往上提拉，至此处充血发热，20 ~ 30 下 / 次，一天 2 ~ 3 次。

d）揪拉耳垂法：拇指、食指前后对捏，夹捏住耳垂部先向下然后再向外揪拉、摩擦，至耳垂充血发热，20 ~ 30 下 / 次，一天 2 ~ 3 次。

e）全耳按摩法：以食指指腹自三角窝开始摩擦耳甲艇、耳甲腔各 20 ~ 30 下 / 次，一天 2 ~ 3 次。

5. 2. 9. 5　分区按摩法

a）对耳屏按摩法：以拇指、食指揉捏对耳屏，顺其走形方向由前下方向外上方来回按摩，使其有胀痛感或发热感，按摩耳甲艇 20 ~ 30 下 / 次，一天双侧耳甲艇 2 ~ 3 次。

b）耳屏按摩法：以食指指腹在耳屏外侧面及内侧面按摩耳前根部，

以上下顺序揉按各 20 ~ 30 下 / 次，一天 2 ~ 3 次。

c）耳背沟按摩法：以拇指或食指指腹摩擦耳背沟使之生热。

d）黄蜂入洞法：以手指插入耳孔，指腹向前按压摩擦生热。

6　注意事项

6.1　望诊时要求光线充足，以自然光线为佳。

6.2　望诊前勿清洗消毒和按摩耳穴，以免出现假阳性或掩盖阳性反应物。

6.3　严格消毒，以防止施术部位感染。

6.4　紧张、疲劳、虚弱患者宜卧位针刺，刺激量宜轻，以防晕针。

6.5　湿热天气，耳穴压丸、耳穴埋针、耳穴贴膏留置时间不宜过长。

6.6　耳穴压丸、耳穴埋针留置期间应防止胶布脱落或污染；对普通胶布过敏者宜改用脱敏胶布。

6.7　耳穴刺血施术时，操作者应戴好无菌手套以避免接触患者血液。

6.8　耳穴火针治疗后，耳郭不涂外物，2 天内不沾水。

6.9　耳穴火针治疗期间避免食用辛辣、煎炸之食物。

6.10　若出现晕针、感染等不良情况，处理方法参见附录 D。

7　禁忌

7.1　脓肿、溃破、冻疮局部的耳穴禁用耳针。

7.2　凝血机制障碍患者禁用耳穴刺血法。

7.3　皮肤过敏者不适合膏药贴敷。

7.4　安装心脏起搏器或头颈部有金属者，不适宜电针。

7.5　孕妇慎用，禁强刺激。

附录 A
（资料性附录）
耳穴干预技术的选穴与方法

A. 1　干预体质偏颇者的选穴与方法（按 8 个偏颇体质分述）

A. 1. 1　气虚质

心、肺、肾、脾、胃、肝、三焦等，干预以耳穴压丸法、耳穴按摩法、耳穴贴膏法为主。

A. 1. 2　阳虚质

心、肾、肝、脾、胃、内分泌、肾上腺等，干预以耳穴压丸法、耳穴按摩法、耳穴温灸法为主。

A. 1. 3　阴虚质

肝、肾、肺、心、神门、枕、皮质下等，干预以耳穴压丸法、耳穴毫针法、耳穴刺血法为主。

A. 1. 4　血瘀质

心、肝、脾、三焦、神门、内分泌、皮质下等，干预以耳穴毫针法、耳穴压丸法、耳穴电针法、耳穴按摩法为主。

A. 1. 5　痰湿质

脾、胃、肝、肺、肾上腺、三焦、缘中等，干预以耳穴压丸法、耳穴毫针法、耳穴按摩法、耳穴电针法为主。

A. 1. 6　湿热质

肺、大肠、耳尖、肝、三焦、心、神门等，干预以耳穴刺血法、耳穴毫针法、耳穴压丸法、耳穴火针法为主。

A. 1. 7　气郁质

肝、胰胆、心、神门、三焦、皮质下、内分泌等；干预以耳穴刺血法、耳穴电针法、耳穴压丸法、耳穴按摩法为主。

A. 1. 8　特禀质

风溪、肺、脾、胃、内分泌、三焦、神门等，干预以耳穴毫针法、耳穴电针法、耳穴刺血法、耳穴火针法为主。

A.2　干预亚健康状态者的选穴与方法（按不同系统亚健康状态分述）

A.2.1　心血管系统亚健康

心、小肠、肺、胸椎、交感、肾上腺，血压偏高者加角窝上、耳背沟等。干预以耳穴压丸法、耳穴按摩法、耳穴贴膏法为主。

A.2.2　呼吸系统亚健康

肺、脾、肾、气管、咽、对屏尖、肾上腺等。干预以耳穴刺血法、耳穴压丸法、耳穴按摩法为主。

A.2.3　消化系统亚健康

脾、胃、肝、胰胆、大肠、小肠。干预以耳穴毫针法、耳穴电针法、耳穴贴压法、耳穴按摩法为主。

A.2.4　骨关节系统亚健康

神门、皮质下、肝、肾及颈椎、腰椎、膝等相应部位。干预以耳穴放血法、耳穴毫针法、耳穴电针法、耳穴贴压法为主。

A.2.5　泌尿生殖系统亚健康

肾、膀胱、内生殖器、内分泌、缘中、肾上腺等。干预以耳穴毫针法、耳穴贴压法、耳穴温灸法为主。

A.2.6　神经系统亚健康

神门、皮质下、心、枕、内耳、外耳、肾。干预以耳穴毫针法、耳穴电针法、耳穴贴压法为主。

A.3　耳穴按摩法的保健功效

A.3.1　日常耳穴保健按摩法

A.3.1.1　全耳腹面按摩法

对全身进行保健，有疏通经络、振奋脏腑、强身健体等功效。

A.3.1.2　手摩耳轮按摩法

防治颈、肩、腰、腿痛及头痛、头晕等病症。

A.3.1.3　提拉耳尖法

有镇静、止痛、抗过敏、退热、醒脑、明目、降压等功效。

A. 3. 1. 4　揪拉耳垂法

防治头晕、花眼、近视、耳鸣、痤疮、黄褐斑等病症。

A. 3. 1. 5　全耳按摩法

防治脏腑病症，对内脏有保健和治疗作用。

A. 3. 2　分区按摩法

A. 3. 2. 1　对耳屏按摩法

防治头痛、头晕、失眠、脑血管、脑神经等病症。

A. 3. 2. 2　耳屏按摩法

防治感冒、鼻炎、咽炎、心慌、头痛、头昏等病症。

A. 3. 2. 3　耳背沟按摩法

有降血压、醒脑、明目等功效。

A. 3. 2. 4　黄蜂入洞法

防治咽炎、鼻炎、感冒等病症。

附录 B

（资料性附录）

耳穴诊断的一般规律与选穴思路

B. 1　耳穴诊断的一般规律

B. 1. 1　找出穴位阳性反应点可辅助诊断病症的部位

阳性反应点（包括耳穴电阻下降，耳穴颜色、形态改变、血络的充盈程度、局部皮肤的脱屑或组织增生，丘疹等改变）为病变部位的耳穴反应点或因相关脏腑功能失调引起的耳穴反应点。

B. 1. 2　根据耳穴阳性反应点的表现辅助判断病症变化

急性病症时，耳穴以痛阈减低和电阻减低为主；慢性疾病时，以变色、变形为主。

B. 2　耳穴干预的选穴思路

B. 2. 1　按相应部位或脏腑选穴

选择所要治疗保健的部位或脏腑在耳郭的相应穴位。如保健眼可选耳穴“眼”，保健心脏可选耳穴“心”等。

B. 2. 2　按中医理论选穴

选择与保健部位相关联脏腑在耳郭的相应穴位。如保健眼可选耳穴“肝”等。

B. 2. 3　按现代医学理论选穴

耳穴中一些穴名是根据西医概念命名的，如“交感”“肾上腺”“内分泌”等。在选穴时应考虑其功能，如月经不调可选耳穴“内分泌”等。

B. 2. 4　按经验选穴

根据实践经验，可选用有效耳穴。如调节睡眠可选耳穴“神门”，退热、降压可选耳穴“耳尖”。

B. 2. 5　按阳性反应点选穴

根据脏腑在体表一定部位所呈现的反应点选取耳穴，如丘疹、结节状物、暗红点、压痛点等。如脾胃虚弱在耳穴“脾”“胃”区可出现阳性反应点，便可直接选穴。

附录 C
（资料性附录）
2008 年版《国家标准耳穴名称和定位》耳穴图

—耳郭线　　　　　　　　　　　△被覆盖的以点表示的穴位

—外侧面基本标志线和穴区线　　　▨ 外耳门

……内侧面基本标志线和穴区线　　*** 同一穴区中的分区线

●外侧面以点表示的耳穴

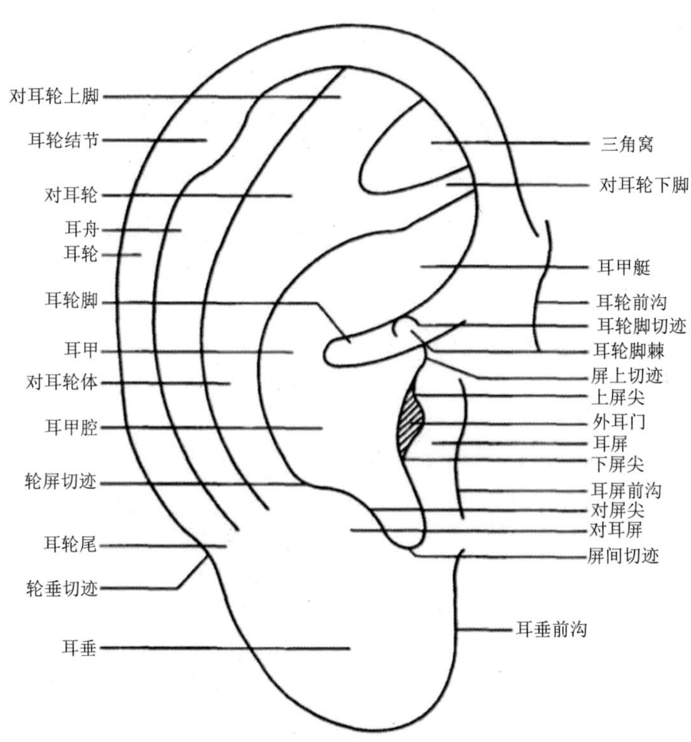

图 C.1　耳郭解剖名称示意图（正面）

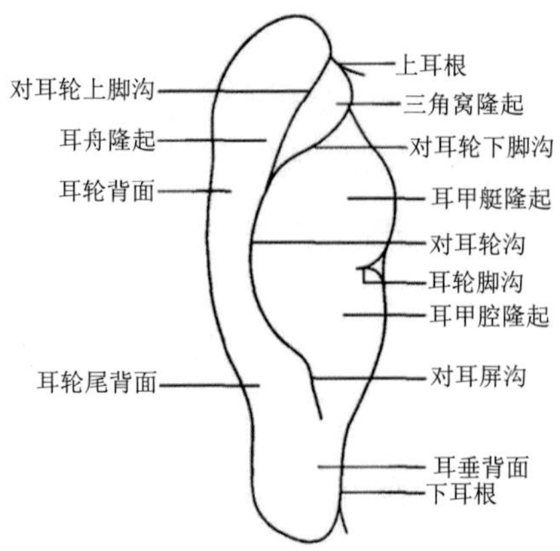

图 C. 2　耳郭解剖名称示意图（背面）

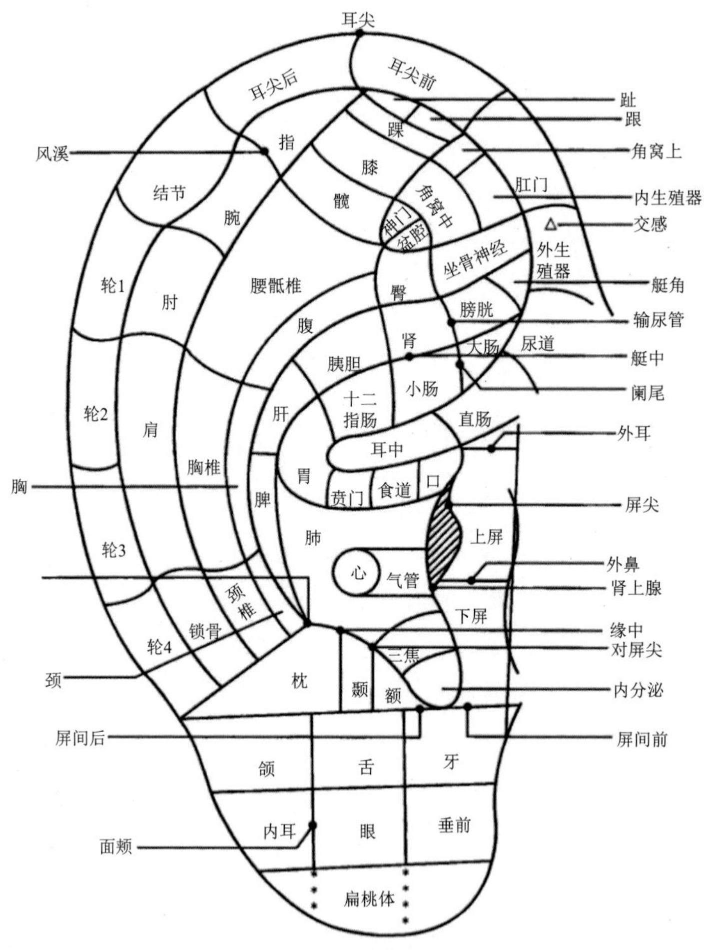

图 C. 3　标准耳穴定位示意图（正面）

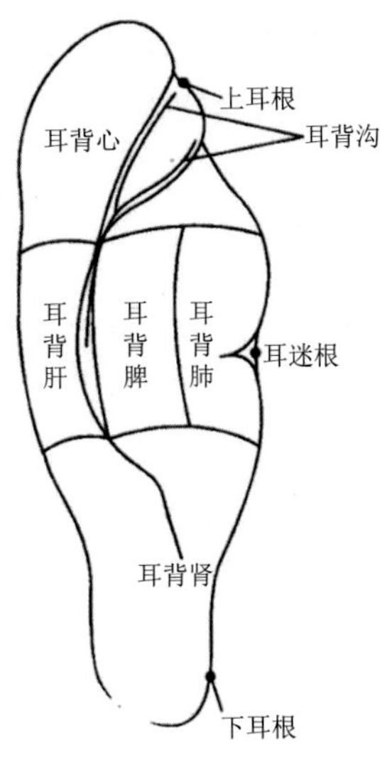

图 C. 4　标准耳穴定位示意图（背面）

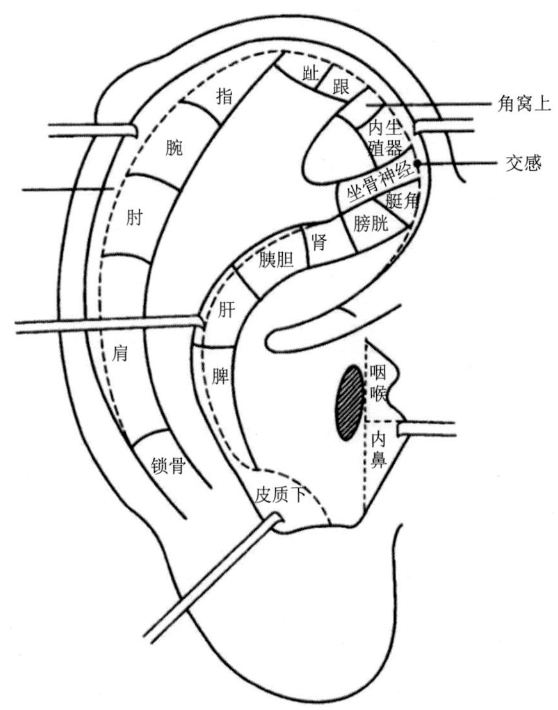

图 C. 5　标准耳穴定位示意图（内侧面）

参考文献

[1] 王正等．中国耳穴诊疗学［M］．广州：中山大学出版社，1993.

[2] 刘士佩．防治百病找耳穴　家庭医生图示指南［M］．上海：上海教育出版社，1994.

[3] 王槐昌．耳穴贴膏疗法［M］．上海：上海人民美术出版社，1994.

[4] 管遵信等．耳穴疗法［M］．北京：中国中医药出版社，2002.

[5] 黄丽春．耳穴诊断学［M］．北京：科学技术文献出版社，2004.

[6] 黄丽春．耳穴治疗学［M］．北京：科学技术文献出版社，2005.

[7] 许崇明，张立贵．现代综合耳郭耳穴图谱［M］．青岛：青岛出版社，2005.

[8] 王琦．中国体质学［M］．北京：人民卫生出版社，2008.

[9] 王茵萍，仲远明．常见病的耳穴治疗［M］．南京：东南大学出版社，2011.

[10] 薛定明．神奇耳穴按摩与诊疗［M］．北京：电子工业出版社，2014.

[11] 王正．图解耳穴诊治与美容［M］．北京：中国医药科技出版社，2015.

[12] 于春泉，张伯礼，马寰．亚健康状态常见病因及其干预措施［J］．天津中医药，2005，22（5）：439-440.

[13] 刘继洪，陈月娥，宋少英，等．多功能火针配合耳穴贴压治疗中重度寻常性痤疮疗效观察［J］．上海针灸杂志，2016，35（5）：555-557.

[14] 刘继洪，张年，宋少英，等．耳穴疗法干预调理体质偏颇患者1477例临床研究［J］．中国针灸，2013，33（3）：259-261.

[15] 陈月娥，刘继洪，陈诗慧，等．耳穴诊断技术研究进展［J］．辽宁中医药大学学报，2016，18（3）：91-93.

附录 2

耳穴医疗是中西医结合的一座“桥梁”*

刘继洪[1]，许艺燕[2]，徐光镇[2]，陈珏璇[2]

耳穴疗法起源于中国，是我国的传统疗法之一；国外耳穴的较快发展始于 20 世纪 50 年代法国医学博士 Paul Nogier 发表的形如胚胎倒影的耳穴图，而且随着现代的基础及临床研究发展，其运用范围在不断扩大，影响力在不断增强，现已形成了欧洲、以美国为代表的美洲和以中国为代表的亚洲三大主要学术流派。耳穴医疗在国内外的发展中不断碰撞出火花，在中西医交流与中西医结合医学中正发挥着其巨大的内涵与价值。

笔者通过查阅中西医相关文献，依托于世界针灸学会联合会、世界耳医学学会、国际耳针疗法研讨会、中国针灸学会耳穴专业委员会、华南针灸研究基地等平台的学术交流与研究，同时通过国内外在耳穴作用机理、分布命名体系和临床诊断治疗方法等多个方面的研究成果，运用多种工具进行综合分析与整理提升，得出了以下结果。

1. 耳穴疗法在亚洲的起源与应用

耳穴疗法在中国历史悠久，早在春秋战国时期的《阴阳十一脉灸经》就有“耳脉”的记载，《灵枢·口问》曰：“耳者宗脉之所聚也。”十二经脉直接或间接上达于耳，经络运行气血、营养全身、调和阴阳，通过耳穴可以达到诊断治疗疾病的效果。此后，历代医家在中医基础理论的指导下对耳郭穴位治疗内容逐渐丰富，也有关于耳郭分区的探索记载。耳穴诊疗法在中国有大量的临床和实验研究，主要体现在耳穴分布命名体系、作用机理的阐述和临床治疗方法等多个方面。亚洲其他国家如日本、韩国等也采用中国的耳穴诊疗理论并用于临床。日本有学者采用耳穴贴压疗法用于源于精神紧张的疾病诸如头痛、眩晕、失眠、情绪不安等患者的辅助治疗措施，结果表明，耳压减轻了患者的时间和金钱负担，还有减少药物依赖患者服药量，甚至使患者摆脱药物治疗的作用。巴基斯坦也广泛应用中国耳穴国家标准用于治疗疼痛性疾病，验证了耳穴的确切疗效。

2. 欧洲耳穴学术流派

耳穴的重大发展是20世纪50年代法国医学博士Paul Nogier发表的形如胚胎倒影的耳穴图，之后，耳穴在欧洲发展迅速，尤其在法国、意大利、德国、奥地利、瑞士、荷兰等国家。法国耳穴图是在现代医学实践基础上的、较少传统医学影响的、并与现代医学理论相匹配的特殊示意图谱。此图载有42个耳穴、大致形似倒置胎儿。叶肖麟于1958年12月在《上海中医药杂志》上发表了Nogier博士的重大发现："外耳并非单纯为一弯曲软骨，它是与内脏器官存在密切相关，内脏疾患大致能在耳郭上有相应的反应点出现"，这一理论传入我国及世界许多国家，掀起一股耳穴热潮。1981年，Nogier从胚胎学的观点提出三相学说的躯体皮层耳穴命名和定位。Nogier认为，身体各部分的病理性反应或投射是动态变化的，表现在耳郭上主要有三种反映形式，称为第一相位（phase Ⅰ）、第二相位（phase Ⅱ）、第三相位（phase Ⅲ），在此基础上出现的耳穴名称和定位呈现一穴多位，一位多穴的复杂情况。在治疗手段上，常以激光、金银磁珠贴压为主，也有根据患者是左利手、还是右利手选择金针、银针治疗的做法。

3. 美洲耳穴学术流派

美洲耳穴起步较晚，从20世纪70年代开始，以美国、加拿大为代表。1983年，美国Oleson等发表了一种为统一中国和Nogier耳穴的新的耳穴命名系统，这是一套采用字母与数字结合标注耳郭区域与耳穴的方案，1996年又对此方案进行了补充修订。美国耳穴分区系统对推动耳穴国际标准化工作起到积极的推动作用，临床研究方法逐步科学化、规范化。在临床应用方面，美国作为东西方文化的交融国度，接受来自中国和欧洲的两种耳穴诊疗模式，进一步将耳穴推向国际化。

4. 国内外的耳穴应用

中国耳穴疗法广泛应用于多种系统疾病，应用研究涉及内、外、妇、儿、皮肤、眼、耳鼻喉等各科249种疾病，对失眠、肥胖、便秘、高血压等疾病中医辨证分型及耳穴治疗，有耳针特殊刺法、放血疗法操作及耳穴管针、多功能耳穴火针等针具器材。欧洲耳穴临床研究在欧洲主要体现在心身医学、疼痛性疾病、新生儿诊治、戒断证、妇科病、神经系统疾病。美国对耳针镇痛、神经康复、缓解焦虑等方面机制做了神经生理学解释，进一步证实了耳穴的疗效。美国耳穴临床研究主要为应用耳针对戒断症状、疼痛、焦虑、减肥、关节炎等进行治疗的研究，以及耳针抗痛的机制研究。原美国医学针灸学院院长、美国空军针灸医学中心主任 Richard C Niemtzow 博士创立了战场耳针（Battlefield Acupuncture），已应用于美军战场急救处理伤员上。耳穴不仅可以治疗疾病，还有预防疾病、辅助诊断和手术镇痛等作用。近年来，耳穴诊疗新技术新仪器的研究方面取得较大的发展。耳穴诊查方法主要包括耳穴望诊、耳穴触诊、耳穴染色、耳穴日光反射、耳穴示波和耳穴电探测等多种诊疗方法，其中耳穴电探测法寻找反应点方便准确、快速经济，应用广泛，是多数临床工作者选用的方法。在耳穴刺激手段方面，耳郭刺激的方法很多，有耳穴贴压、耳穴放血、耳穴按摩、耳穴割治、耳穴注射、耳穴火针、耳穴指压、毫针、皮内针、揿针、U 形针、金针、银针、MP 针、梅花针、电针、电热针、电火针、电极板、TENS、耳穴冷激、耳穴磁疗、耳穴吹振、耳穴超声、耳穴激光、耳穴夹、耳穴贴膏、魔针、耳体电失衡治疗、油浸灯草灸、线香灸、苇管灸、耳灸盒、点灸、蜡灸等几十种。近年来，又有不少新型耳穴治疗用具涌现，如新型耳贴、细微型耳穴振动按摩保健笔、耳针器、耳穴浮络割治专用刀夹、负压式耳穴放血针刀、耳穴刺络针等，大大促进了耳穴诊疗的临床运用和推广。

国际耳穴诊疗的应用情况各有特点。在我国耳穴疗法属中医针灸的重要组成部分，多由针灸医师实施。在西方，耳穴疗法则属较为独立诊疗方式，从业者为物理治疗师甚至非医务人员，因此，多数耳穴诊疗从业者只能采用耳郭电刺激、激光刺激、磁疗贴压等非创伤性治疗。

5. 耳穴基础研究理论

在耳穴作用原理及分布定位的研究方面，运用现代医学理论来解释耳穴作用原理能促进外界对耳穴疗法的认可与接受。管遵信等经过多年研究发现，病变脏器相关的耳穴的皮肤角化层变薄，甚至消失，皮肤生发层和棘层增生变厚、局部出现以大量淋巴细胞为主的炎性细胞浸润等组织学的改变，耳穴阳性反应的性质、位置与患病脏腑的性质和位置相一致，与经络、脏象理论相符合，并可随疾病的变化而变化等。耳穴诊断的视诊法、触诊法与压痛法基于此研究的基础较为人接受，耳穴电测法是继这三者之后形成的，具有科学定性定量的特点，基于电测法原理研究耳穴诊断新技术在当前相当热门。

中西方对耳穴基础理论较有代表性的学说有经络学说、中医理论、全息学说、近脑学说、神经学说、超微结构变化学说、德尔他反射学说等，但尚未有公认的学说阐释。

笔者所在课题组承担广东省自然科学基金项目《家兔急慢性胃炎模型耳穴超微结构变化与疾病进程的实验研究》，我们制作急慢性胃炎家兔模型，通过耳穴电测法、耳穴染色法等方法，并借助红外热像仪、数码相机等现代设备，测定相关耳穴的生物电、颜色、温度、形态等的变化，同时，通过病理切片光学显微镜技术及电子显微镜技术观察各组家兔模型的病变耳穴组织的表皮层（角质层、粒状层、棘层、基层）、真皮层及皮下组织等超微结构改变，探索不同阶段急慢性胃炎家兔组织形态学和组织学超微结构变化，试图以中西医结合的理论和方法为耳穴诊治疾病原理提供组织学实验基础。

实验结果发现急慢性胃炎家兔胃黏膜病理评分均显著高于正常对照组（$P<0.01$），急慢性家兔耳温高于正常对照组（$P<0.05$），两者均有统计学意义。急慢性胃炎家兔耳胃穴光镜下主要表现为角质层疏松，中性粒细胞及单核细胞浸润，表皮及真皮增厚，局部结缔组织疏松等变化；电镜下则见有髓神经，桥粒减少，线粒体肿胀，空泡变性和线粒体自噬等改变，而正常对照组则无明显变化。随着胃黏膜损伤程度的加重，家兔耳胃穴组织学和超微结构变化更明显，但急慢性胃炎耳胃穴的病理结构变化有所偏倚，急性胃炎以局部炎症损伤为主，慢性胃炎则以局部组织增生为主。

耳胃穴表皮角质层疏松，局部变薄甚至消失，致皮肤屏障受损，组织液可与外界连通，局部结缔组织疏松，组织液含量相对较高，故见耳穴导电性增高；此外，光镜下可见中性粒细胞及单核细胞浸润，电镜下出现桥粒减少，线粒体肿胀、空泡变性和线粒体自噬等结构改变均反映耳穴局部炎症反应。炎症细胞释放炎性介质的局部血管扩张，血流加快，代谢增强，产热增多致温度升高；血管通透性增加，炎症渗出物压迫和某些炎性介质等直接作用于神经末梢引起疼痛；损伤因子的长期作用和炎区内的代谢产物可刺激局部组织发生增生，故见表皮和真皮增厚，这一类病理变化为低电阻点、局部肤温增高，压痛、丘疹等耳穴阳性反应提供了实验依据[17]。耳穴的炎症反应机制可能与胃黏膜损伤和修复机制存在某种关联，故耳穴阳性反应可用于指导临床耳穴诊治。

6. 耳穴的命名定位及国际标准

在耳穴命名方面，中国耳穴国际标准方案在制订过程中运用了调查统计学、文献学等科研方法，形成了耳穴命名原则的共识和中西医结合的耳穴术语框架，结束了耳穴命名的混乱状况。为了进一步在国际范围内广泛应用，采用了英文字母加编号的方式。在耳穴定位方面，基于耳郭解剖深入的研究，建立了区、点结合的耳穴分区定位标准化模式，达到覆盖全耳，不留空白的目的，确立了耳郭方位术语。综合解剖学、形态学、数学和耳穴学等研究成果、澄清各耳郭解剖结构之间的分野，解决了多年困扰耳穴定位的各耳郭结构间界定无依据的问题。在吸收美国最新分区定位法的基础上进一步综合创新，建立了耳穴分区定位体系。于 2013 年 5 月，世界针灸学会联合会发布了针灸行业国际标准《耳穴名称与定位》，其中有 93 个耳穴。

在 93 个耳穴国际行业标准中，有 34 个的耳穴命名和定位参考法国 Paul Nogier 耳穴，比例占 36. 6%；有 21 个耳穴属于根据耳郭表面解剖名称命名，比例占 22. 6%；其余 38 个均主要参考中国耳穴，紧密结合临床实践，比例占 40. 8%。在 93 个耳穴国际行业标准中，其代号加上数字的命名方法被广泛采用，除了 18 个耳穴按照点定穴外，其他的耳穴分区命名均参考美国 Oleson 耳穴分区命名法，比例占 80. 6%。

由此可见，世界针灸学会联合会针灸国际行业耳穴标准是各国方案的有机结合，是各学术的观点共同点的体现，符合标准的制定原则。

7. 结语

国内外的耳穴起源不一样，甚至其理论背景也不一，但交流促进融合，共同进步，国际上有多个耳穴诊疗领域的专门学术团体开展常规的国际学术交流，定期举办国际会议或区域性学术会议。2006 年 8 月由 International Consensus Conference on Acupuncture Auriculotherapy and Auricular Medicine（ICCAAAM）主办的国际耳穴疗法及耳郭医学学术会议在美国芝加哥举行，来自中国、法国、美国等多个国家的专家介绍各国的耳穴基础及临床研究进展和现状。2006 年 10 月，由法国 Groupe Lyonnais d’EtudesMédicales（GLEM）主办的第 5 届国际耳穴疗法及耳郭医学座谈会在法国举行，以耳穴疗法及耳郭医学的诊断、治疗、基础及临床研究为主题。2009 年 10 月欧洲国际耳穴研讨会在意大利举行，介绍的内容包括耳穴治疗神经痛、偏头痛、姿势障碍性等疾病的应用研究，耳穴疗法对微循环的影响及耳穴定位的脑功能核磁共振等方面的研究。2010 年 5 月 18 日由世界针灸联合会主办，中国针灸学会耳穴专业委员会承办的耳穴国际标准化研讨会在北京举行。会议就耳穴国际标准达成了多项共识。2014 年在美国约翰霍普金斯大学举办的“国际耳针疗法研讨会”，当时中国针灸代表团只有刘继洪、孟笑男、王磊 3 名代表参加，到了 2017 年于新加坡举办的“第九届国际耳针疗法研讨会”，中国代表团有针灸领域 20 余位代表受邀参加，其中包括北京中医药大学针灸推拿学院院长赵百孝、中国针灸学会耳穴诊治专业委员会副主任委员周立群秘书长、副主任委员荣培晶、《中国针灸》执行主编齐淑兰、中国针灸学会耳穴专委会副主任委员刘继洪等，中国针灸代表团在国际交流的队伍在不断壮大。

随着国际耳穴文化交流研究，《耳穴名称与定位》国际标准的制定，中西医对耳穴的研究在不断丰富与完善，我们通过对国内外最先进的耳穴理论知识和临床最有效的实践经验分别加以有机结合，使之成为更加符合、更加适合人体健康和疾病诊疗的新的医学体系，“耳穴医疗”将在中西方研究中不断丰富，是中西医结合的一座“桥梁”。

参考文献

[1] 明·赵府居敬堂. 灵枢经[M]. 北京：人民卫生出版社，2012：65.

[2] 王磊．中国和欧洲两个耳针体系中定位和诊疗程序的比较研究[D]．北京中医药大学，2016.

[3] 赵百孝．十一五期间国内耳穴诊治研究现状与进展[A]．中国针灸学会（China Association of Acupuncture-Moxibustion）．2011 中国针灸学会年会论文集（摘要）[C]．中国针灸学会（China Association of Acupuncture-Moxibustion），2011：8.

[4] 饭田清七．微针系统诊疗法在日本的临床运用[J]．中国针灸．2002，22（2）：44-45.

[5] 叶肖麟．国外针刺疗法的新发现——耳针疗法介绍[J]．上海中医药杂志，1958（12）：45-48.

[6]张燕华，骆永珍摘译．诺吉的新耳针穴位，国外医学中医药分册，1983，5（5）：59（Cho MH（赵敏行）：医道の日本，1982，41（9）：25.

[7] Terrence D. Oleson，Richard J. Kroening. 一种为统一中国耳穴和诺吉耳穴的新命名法，国外医学中医药学分册，1988，10(3)：39-44(Am J Acupuncture，1983，11（4）：325-344）.

[8] 黄学宽．从古文献之刺激耳郭法探讨现代耳穴诊疗及器械开发的原则[J]．甘肃中医，2007，20（5）：58-59.

[9] 管遵信．耳穴诊治疾病的原理[J]．中国针灸，1993（1）：42-44.

[10] 管遵信．中国耳针学[M]．上海：上海科学技术出版社，1995：416-444.

[11] 黄丽春．耳穴诊断学[M]．北京：科学技术文献出版社，2008：139-149.

[12] 陈月娥，刘继洪，陈诗慧，等．耳穴诊断技术研究进展[J]．辽宁中医药大学学报，2016，18（3）：91-93.

[13] 朱丹．生物全息规律在耳穴应用中的体会[A]．世界针灸学会联合会、世界卫生组织、中国中医科学院、北京市中医管理局．世界针灸学会联合会成立 20 周年暨世界针灸学术大会论文摘要汇编[C]．世界针

灸学会联合会、世界卫生组织、中国中医科学院、北京市中医管理局：中国针灸学会，2007：2.

［14］邵清华，李怡，徐斌．耳穴在治疗单纯性肥胖病中的应用及可能机制［J］．针灸临床杂志，2008（1）：48-50.

［15］杨晓倩，李厚臣，汤立新．经络穴位低电阻特性的研究概述［J］．中国中医药现代远程教育，2009，7（12）：232-234.

［16］杨威生．低阻经络研究Ⅲ．对经络组织学本质的推断［J］．北京大学学报（自然科学版），2008（2）：277-280.

［17］黄玉芳．病理学［M］．北京：中国中医药出版社，2012：53-71.

附录 3

李家琪耳穴治疗“广谱穴”理论

一、何为广谱穴

耳穴疗法是传统中医的特色技术，它治疗范围广、安全、有效、无副作用，可以治疗的疾病涵盖内、外、妇、儿、神经、五官、内分泌等科，但在临床学习中却难以掌握。耳穴治疗的“广谱穴”理论最早起源于 20 世纪 80 年代，李家琪老师在中国中医研究院培养耳穴人才授课时，自己总结出来的一套有效治疗疾病的组穴方法，其特点“简单有效、易于掌握”，非常适合于零基础的耳穴人员掌握。

何为广谱穴？“广谱”的概念原指药物对很多种微生物、致病因子或疾病有效，如我们熟知的“广谱抗生素”。而在耳穴治疗中，我们把对多种病症具有普遍的疗效和临床应用价值较大的穴位，称为“广谱穴”。李家琪老师经过多年的临床实践，总结出耳穴治疗病症的主要用穴方法，提出了独特的“耳穴广谱穴”理论，并通过大量的临床应用获得了疗效的验证。

二、广谱穴介绍

耳穴治疗的“广谱穴”共包含 5 个基础穴和 6 个特效穴，共 11 个穴位。可别小看这仅有的 11 个穴位，掌握了它们的使用，可以对多种慢性疾病和疑难杂症起到神奇的治疗效果。

5 个基础穴分别是：“贲门、十二指肠、腰（肾）、神门、枕”。选择这 5 个穴位作为广谱穴的基础穴，其原因是因为在临床中，观察到许多慢性疾病会随着病情的发展，终将产生两个方面的变化：

1. 出现食欲减退，致使身体损耗；或出现多食而产生肥胖；

2. 出现精神、神经变化，或机能下降（个别亢进）或经络受阻。常表现为植物神经紊乱、失眠、多梦、七情异常，机体出现痛、困、胀、麻等正气亏虚的证候。

简言之，不论身体的哪一个脏器有病，一般对身体影响较大的一个是精神方面，也就是睡不好；另一个就是物质方面，也就是吃不好。最后，导致行动不便或久病卧床。而所有的生物体和人在自然的进化过程中都获得了自愈能力，也就是生物依靠自身遗传所获得维持生命健康、修复肢体缺损和摆脱疾病的内在生命力。在自愈力进行自我调节的过程中，人体发现哪里有问题就会调节哪里，当然在进行调节的过程中我们会感到非常不舒服，这种不舒服就是我们平时所说的疾病症状。

广谱穴就是依托于提升人体的自我平衡免疫系统的修复能力，达到治疗疾病的目的。所以，治疗疾病也可以从此入手，通过改善睡眠、调理脾胃功能和增强体育锻炼，逐步提高机体自我免疫修复能力，让机体逐步恢复到正常健康的状态。

三、广谱穴理论依据

中医将“肾”称为人的先天之本，而“脾胃”称为后天之本，先天之本是先天带来的，是父母给的；后天之本是人出生后所吃的各种食物化生的各种营养物质，再由脾胃运化水谷而成。胃是供给人体活动物质来源的场所，如果不能吃或吃得不健康，人体就失去了维持生命活动的物质来源。因此，将“贲门、十二指肠”两穴定为广谱穴是有普遍意义的。

“贲门、十二指肠”两穴具有助消化和减少食欲作用。饭前按压此穴，可减少饥饿感，帮助减肥，并对糖尿病人还可以使三多症状减少；饭后按压可以助消化，防止食积。另外，由于它和心脏都统属迷走神经支配，不但对饥饿引起心动过速有效，而且对各种心脏疾患可使心慌、气短、胸闷等症状缓解。由于足阳明胃经的循行线是入齿、循发际至额，所以对牙痛、前头痛、癫痫、精神分裂症也有一定的疗效。

现代医学很重视神经系统的调节作用，认为睡眠（大脑皮层的抑制过程）并不是皮层活动的衰弱，而是皮层的保护性过程，如果睡眠不好就会引起大脑皮层活动的衰弱，可引起皮层下中枢间相互作用活动的破坏，而招致内脏等一系列病变。机体内许多疾病都是由于神经系统的不协调所致。因此，加强皮层的保护作用，合理睡眠也是治疗许多疾病的有效方法。因为，大脑皮层的兴奋和抑制是一个自觉的过程，只有在工作时使大脑皮层充分兴奋，才能在休息时使皮层自觉进入抑制。如果白天兴奋不足，夜晚睡眠（皮层抑制）就困难。因此，我们选用神门、枕作广谱穴，使大脑皮层白天兴奋，头脑清醒，这样晚上就会自觉转入抑制，睡眠香甜。由于枕穴与颈相连，位于神经中枢传出传入的通道，故刺激该穴且有调节中枢兴奋和抑制、解痉、利眠、醒脑、平衡血压、去痛、解烦、防止晕针等功能。

而“神门”和“腰”也同样具有一穴多用的功能。“神门”除具有镇静作用、安神作用外、还有消炎、止痛、壮肾、活血、通络的作用，是肾虚、身弱的补穴。而“腰”具有强肾、增强腰肌，止腰痛。两穴合用具有互为因果的作用，通过抑制疼痛，增强机体的运动功能，激发机体自身的气血循环，提升自愈力，从而带动机体修复病灶。

四、广谱穴中的6个特效穴

广谱穴中除了5个基础穴，还有6个特效穴。何为特效穴？就是具有特殊疗效的穴位。这6个穴位分别是“耳尖、腕、脾、肝、内分泌、皮质下”。

1. “耳尖”　此穴是李家琪老师的一个重要特效穴位，该穴治疗功能较多，在治疗多种疾病中都具有较好的疗效。可退热、降血压、对泌尿系统的各种炎症、身上的各种疼痛、皮肤病、急性结膜炎、麦粒肿，还有慢性病及一些疑难杂症都具有治疗的作用。

2. “腕”　此穴曾用名“结节内、抗过敏穴、荨麻疹点”，与“风溪穴”同在一个区域。该穴对体质过敏者有抗过敏的效果，还可以治疗荨麻疹、皮肤瘙痒等皮肤疾病。另外，腕和风溪所在区域又是枕小神经耳前支的分布区域，所以对“烦躁、竞技综合征、神经官能症、癔病、癫痫、更年期综合征”等神经性疾病也都具有重要的治疗作用。

3. “脾”　中医辨证中讲“脾主消化吸收，运化五谷水液”——所以对消化不良、腹胀、腹泻、便秘、食欲不振、胃及十二指肠溃疡均有较好的疗效。对有五脏疾病长期体虚者，均应先健脾补虚，并治水肿。脾还能营养肌肉，所以对肢体肌肉萎缩和内脏下垂，也都有治疗作用。

脾开窍于口——所以对口腔炎及溃疡也能达到治疗的效果。

脾统血——对于功能性子宫出血和月经量多量少等各种出血病、血液病、贫血、血小板减少等病症也有治疗的作用。脾的区域内还有一个功能点“血液点”，这个功能点是治疗各种血液病的重要穴位。

4.“肝” 肝在中医的功能是“贮藏血液、调节血量、祛风祛邪、调和营血、明目健胃”，故主治“急慢性肝炎、月经不调、高血压、血液病、更年期综合征、抑郁症、肋痛及近视和青光眼”等病症。

肝主筋——故对脑血管意外、外伤、扭伤、眩晕、无脉症、脉管炎等有治疗效果。

肝藏血——用于治疗各种血液病，如缺铁性贫血、风湿病、血小板减少、白血球降低以及女性月经不调等均有疗效。

肝开窍于目——对于近视、青光眼、老花等各种眼疾也可配合治疗使用。

肝主疏泄——故对于肋胀、胸闷、肠胀气、脾气急躁或情绪抑郁等均有疗效。

同时，由于肝胆互为表里，此穴对于胆囊炎和消化系统疗效也很好。

5.“内分泌” 此穴虽在国标中，与三焦穴定位分为上下两个穴位区域。但李家琪老师认为，此穴就是一个穴位，只是中医和西医的不同叫法罢了。三焦是中医的叫法，中医上强调脏腑以通为顺，顺则气血通畅，所以可以治疗便秘、腹胀以及内火上炎引起的耳鸣、耳聋、牙痛。而内分泌是西医的称呼，是人体激素、内分泌腺构成体液调节的主要系统，是中枢神经调节系统的一个部分。可以治疗糖尿病、痛经、月经不调，更年期综合征。另外，该区域还有“激素点”和“甲状腺”两个功能点，所以内分泌还可以治疗甲亢、消炎、抗过敏、风湿、妇科病等病症。

6.“皮质下” 此穴曾用名“卵巢、睾丸、兴奋点”，主治“顽固性痛证、神经衰弱、内脏下垂、假性近视”等病症。该穴是沿用法国诺吉尔的命名，定名为“皮质下”。因其是大脑皮质的代表区，对多种疾病具有调节作用，故此穴功能点较多。在不到 1cm 的区域内，至今已发现的穴位名称多达 28 个，如“神经皮质下、消化皮质下、心血管皮质下、促性腺激素点、垂体、丘脑”等，穴位重叠非常严重。在临床应用上将其作为大脑的代表区，所有跟“脑部”有关的疾病在这个区域找反应点都具有治疗的作用。

五、用好广谱穴，事半功倍

李家琪老师将这5个基础穴和6个特效穴作为耳穴治疗的“广谱穴”对多种慢性疾病具有补虚、泄实、扶正、祛邪的广泛作用。有病能治病、无病能健身、老人能益寿、儿童可促进发育。对于很多耳穴初学者，利用好耳穴广谱穴，可以在不需辨证的情况下，也能对疾病起到很好的治疗效果。

李家琪老师自1973年以来，经数万人次的临床应用，效果非常显著，推广使用能“有病能治病、无病能健身”的广谱穴，是耳穴走向家庭、走向普及的关键，使全民保健变得容易。医生掌握广谱穴能使患者病程缩短，症状减轻，这也是李家琪老师所运用的耳穴特点之一。

在治疗过程中，以5个基本穴为基础，再结合6个特效穴的应用，以及病症部位反应点（阿是穴），就可以变换出多组治疗全身疾病的治疗方案来，这就是广谱穴的基本配穴方法，“简单、实用、有效”。

李青峰编写

附录 4

常用经验耳穴查找一览表

解剖部位	序号	穴名	定位	主治
耳轮	1	神经官能点	耳轮脚切迹的中点	各种神经官能症
	2	膈	耳轮脚棘的中点	呃逆、胸闷、咳嗽、血液病、皮肤病等
	3	支点	膀胱与缘中连线的中点，即耳中穴下缘的中点	内脏痉挛疼痛、躯体疼痛、呃逆、嗳气、皮肤瘙痒、遗尿、尿频、咯血、白细胞减少、紫癜、偏头痛、水肿、糖尿病
	4	外交感	与交感穴、生殖器穴同水平的面折线上	偏头痛等痛证
	5	止血点	外生殖器中点外上 0.2cm	鼻衄等各种出血
	6	感冒点	对耳轮上脚前缘与耳轮内缘交界处	伤风感冒
	7	枕小神经点	耳轮结节起始部的内侧	脑血管痉挛、外伤、动脉硬化、神经官能症、头面及半身麻木、后头痛、耳郭痛、颈椎病、头部麻木、四肢末端麻木、末梢循环不良等
	8	动情点	耳轮尾消失处内侧缘	性欲冷淡、性功能低下、阳痿等
	9	肿瘤特异区 1（简称 Y1）	轮 4 与扁桃体穴之间的弧线边缘	肿瘤诊断与止痛
	10	肿瘤特异区 2（简称 Y2）	风溪穴同水平的耳轮与轮 2 之间的弧线边缘	肿瘤诊断与止痛

（续 表）

解剖部位		序号	穴名	定位	主治
耳舟		1	肩关节	耳舟 5 区的中点，即肩与锁骨连线的中点	肩周炎、肩关节挫伤
		2	耳大神经点	颈椎与锁骨连线为底边，向下做等边三角形的顶点	颈肩综合征、耳郭痛、颈椎病、落枕、肩周炎、肩背肌纤维炎、上肢麻木等
		3	速听点	肘穴外侧，近耳轮内缘	听力减退、耳聋
对耳轮	对耳轮上脚	1	足心	趾与跟连线的中点	局部疾患
		2	足背	趾与踝连线的中点	局部疾患
		3	膝点	对耳轮下脚上缘同水平的对耳轮上脚外侧缘	局部疾患
		4	腓肠肌点	趾与膝点连线的中点	局部疾患
		5	腘窝	髋关节与神门点连线的中点	局部疾患，腰背疼痛
	对耳轮体	1	肩背	颈椎至对耳轮外侧缘，近耳舟处	肩背疼痛、肌纤维炎、颈椎病、颈肩综合征等
		2	胁肋	胸椎至对耳轮外侧缘，近耳舟处	胁肋疼痛
		3	腰肌	腰骶椎至对耳轮外侧缘，近耳舟处	腰部疼痛、腰肌劳损
		4	腰痛点	腰椎与骶椎连线的中点，即对耳轮最高处	腰痛

（续 表）

解剖部位		序号	穴名	定位	主治
对耳轮	对耳轮体	5	尾椎	对耳轮上、下脚分叉处，对耳轮三角窝缘稍后方	局部疾患
		6	热穴	尾椎与腹区前缘中点连线的中点	无脉症、脉管炎、静脉炎、急性腰扭伤、功能性低热等
		7	乳腺	胸椎中段 6 ~ 7 节与胸穴连线中点为对侧乳腺，与胁肋连线中点为同侧乳腺	乳腺炎、乳汁少、乳腺小叶增生等
		8	甲状腺	颈区中点与脑干连线的中点	甲状腺功能亢进或减退，甲状腺瘤等
三角窝		1	子宫	三角窝前 1/3 的中点	妇科、产科诸病、前列腺炎、遗精、早泄、阳痿等
		2	盆腔点	对耳轮上、下脚分叉处，对耳轮三角窝缘的内侧	盆腔炎、痛经、前列腺炎
		3	宫颈	子宫与盆腔点连线的中前 1/3 处	宫颈糜烂、带下、宫颈炎
		4	喘咳	子宫与盆腔点连线的中点	气短、咳嗽、哮喘、肺气肿等
		5	附件点	子宫与盆腔点连线的中后 1/3 处	附件炎、不孕症、月经不调、功血
		6	卵巢 2	子宫外上、外下方各 0.2cm 处，上为对侧卵巢，下为同侧卵巢	卵巢炎、输卵管炎、不孕症、月经不调、功血
		7	降压点	角窝上穴上缘，对耳轮上脚末端下缘	高血压、头晕、头痛等
		8	神门点	降压点与盆腔点连成弧线的中后 1/3 处	失眠、多梦、疼痛、腹泻、喘咳、戒断综合征

（续 表）

解剖部位	序号	穴名	定位	主治
三角窝	9	腹股沟	对耳轮下脚上缘后 1/3 处	局部疾患
	10	便秘点	对耳轮下脚上缘中前 1/3 处	便秘、结肠炎等
耳甲艇	1	下垂点	十二指肠穴外上方偏胃处	内脏下垂
	2	胆道（胰腺点）	十二指肠与胰胆连线的中下 1/3 处	胆道疾患、糖尿病、消化不良
	3	腹水点	十二指肠与肾连线的中上 2/3 处	腹水
	4	降糖 1	小肠与胰胆连线的中点	糖尿病
	5	酒醉点	小肠与肾连线的中上 2/3 处	醉酒、酒精中毒、腹痛、腹胀
	6	腹胀区	以艇中为中心，十二指肠、小肠、大肠、膀胱、肾、输尿管、胰胆 7 个穴位之间的区域	腹胀
	7	下焦	膀胱与大肠穴之间的中点	泌尿、生殖系统疾病引起小腹下坠胀痛、下腹痛
耳甲腔	1	咽喉点	口与食道连线的中前 1/3 处	咽喉疾患
	2	疲消点	口与食道连线的中点	疲劳乏力
	3	降糖 2	口与食道连线的中后 1/3 处	糖尿病
	4	降糖 3	心与缘中连线的中上 2/3 处	糖尿病

（续 表）

解剖部位		序号	穴名	定位	主治
耳甲腔		5	催眠点	心与口穴连线的中点	失眠、神经衰弱
		6	气管点	气管区的中点	咳嗽、气喘、便秘、皮肤病
		7	血液点	在心穴水平线上的脾区中央	各种血液病
		8	脾点	将心与气管连线反向延长至颈穴内侧缘，脾点在心的水平线上，脾点到心的距离等于心到气管点的距离	食入难消、贫血、消瘦、功血、失眠、多梦
		9	肌松点	肝、脾、胃三穴之间	肌肉紧张
		10	新眼点	食道、贲门、肺三穴之间	屈光不正、眼底疾患
耳屏	耳屏外侧面	1	渴点	外鼻与屏尖连线的中点稍上方	糖尿病、尿崩症、神经性多饮
		2	饥点	外鼻与肾上腺连线的中点稍上方	肥胖症、甲亢、糖尿病及其他善饥症、腹泻、腹胀、纳少等
		3	心脏点	渴点与外耳连线的中点	心动过速、房颤、心律不齐等
		4	高血压点	肾上腺与目1连线中点稍前方，与饥点纵线交叉处	高血压、头昏、头痛、冠心病等

（续 表）

解剖部位		序号	穴名	定位	主治
耳屏	耳屏内侧面	1	声门	耳屏内侧面最上方，外耳道口前纵线上	声带麻痹、声音嘶哑等
		2	耳颞神经点	在耳屏内侧面，咽喉与内鼻连线为底边，向外耳门做一个等边三角形的顶点	三叉神经痛、耳郭痛、偏头痛、头晕、鼻咽部疾患、嗅觉失灵及脑神经功能紊乱引起的病症
		3	激素点（又称牙痛奇穴）	内鼻、内分泌与三焦穴之间	风湿、过敏、炎症、休克、妇科病、慢性转氨酶增高和牙痛等
		4	防近点	屏间切迹正中线向内向后 0.2cm 近皮下处	预防和治疗近视、视疲劳等
对耳屏	对耳屏外侧面	1	颞	对屏尖向对耳屏外缘做垂线，垂点为颞	同颞区
		2	额	颞前方对耳屏外侧缘前 1/2 的中点	同额区
		3	枕	颞后方对耳屏外侧缘后 1/2 的中点	同枕区
		4	顶	枕下方 0.25cm 处	巅顶痛、全头痛、眩晕
		5	晕区	缘中与枕连线的中点，此点与脑干、缘中三点之间形成的三角形凹陷	眩晕、神经性头痛等
		6	神经衰弱区	枕、顶与颈椎 3 穴之间的区域	失眠、迟睡、入睡慢、神经衰弱等
		7	平喘	对屏尖外下方 0.2cm 处	咳哮、胸闷、过敏性瘙痒等

（续 表）

解剖部位		序号	穴名	定位	主治
对耳屏	对耳屏外侧面	8	眼睑	对耳屏尖下方 0.1cm 处	治疗眼底疾患、眼睑下垂、眼袋、面瘫、面肌痉挛、麦粒肿
		9	促性腺激素点	卵巢 1 与目 2 连线的中点	月经不调、闭经、更年期综合征、不孕不育症、性功能低下、性冷淡、美容、保健、抗衰老等
	对耳屏内侧面	1	丘脑	对屏尖内侧直下与对耳屏耳甲缘交界处	肥胖、嗜睡、水肿、内分泌及自主神经功能紊乱、月经病、神经衰弱、性功能紊乱
		2	睾丸	对屏尖与丘脑连线的中上 1/3	睾丸炎、附睾炎、前列腺炎、性功能低下、阳痿、不育症等
		3	兴奋点	对屏尖与丘脑连线的中下 1/3	嗜睡、肥胖、夜尿、性功能低下、心动过缓、低血压、甲减、阳痿、闭经
		4	卵巢 1	对屏尖与屏尖切迹中点连线前 3/4 的内侧缘	附件炎、更年期综合征、月经不调、闭经、功血、性功能低下、不孕症等
		5	神经系统皮质下	卵巢 1 与丘脑连线的中点，简称神皮	大脑功能失调、疼痛、神经官能症、情绪不稳定、紧张、忧郁、焦虑等
		6	心血管系统皮质下	卵巢 1 与睾丸 1 连线的中前 1/3，简称心皮	高血压、冠心病、心律失常、大动脉炎、血栓闭塞性脉管炎等
		7	消化系统皮质下	心皮与神皮连线为底边向外做等边三角形的顶点，简称消皮	消化系统功能紊乱：消化不良、恶心呕吐、腹胀腹泻、便秘、胃炎、胃及十二指肠溃疡、肝胆病等

（续 表）

解剖部位		序号	穴名	定位	主治
对耳屏	对耳屏内侧面	8	脑	对耳屏内侧面后 1/2 的中点	脑动脉硬化、供血不足、脑血栓后遗症、小脑共济失调、癫痫、帕金森、小儿多动症、内分泌及生殖系统疾病、泌尿系统疾病、出血、功血、尿崩症等
		9	牙痛点	脑干内下方 0.2cm 偏前处	牙痛、牙周炎等
		10	遗尿点	缘中内侧 0.2cm 处	遗尿、尿频等
耳垂		1	升压点	屏间切迹下方中点，目 1 与目 2 之间，在有软骨与无软骨的分界线上	低血压、头昏、头晕、神经衰弱等
		2	上颚	舌区后线上 3/4 与下 1/4 交界处	三叉神经第三支痛、口腔溃疡
		3	下颚	舌区上线前 1/3 与后 2/3 交界处	三叉神经第二支痛、口腔溃疡
		4	舌	上颚与下颚连线的中点	同舌区
		5	上颌	颌区中点	牙周炎、下颌关节炎、颌下淋巴结炎等
		6	下颌	颌区上缘中点	门齿诸疾
		7	颞颌关节	上颌与下颌的连线，向前方做等边三角形的顶点	颞颌关节炎、颞颌关节紊乱等
		8	神经衰弱点	垂前区中点	失眠、早醒、醒后难以入睡
		9	身心穴	耳垂 7 区中点	焦虑、抑郁、紧张等
		10	通用牙痛点	耳垂 9 区中点	牙痛、牙周炎等

（续 表）

解剖部位	序号	穴名	定位	主治
耳背	1	聪明点	牙区中点对应的耳背处	头晕、头重、前头痛、记忆力减退、低智儿、老年痴呆、帕金森、脑动脉硬化、脑梗死等
	2	快活点	与身心点相对应的耳背处	神经衰弱、情绪不稳、焦虑、抑郁、紧张、过敏、倦怠无力等
	3	失眠点	耳迷根向耳背沟做水平线的交点	顽固性失眠
	4	多梦区	神经衰弱区对应的耳背处	失眠、多梦、重复梦、癔病等
	5	睡眠深沉点	神经衰弱点对应的耳背处	神经衰弱、睡眠浅、易醒、醒后不易入睡、早醒、多梦等
	6	明亮	在耳背后，相当于耳背肝处“＜”字形的凹陷	预防和治疗近视、视疲劳等

参考文献

［1］GB/T 13734—2008，中华人民共和国标准耳穴名称与定位［S］．北京：中国标准出版社，2008.

［2］王茵萍，仲远明．耳穴诊断新编［M］．北京：人民卫生出版社，2012.

［3］张学勋．耳穴疗法治百病［M］．北京：人民卫生出版社，1997.

［4］王正．图解耳穴诊治与美容［M］．北京：中国医药科技出版社，2015.

［5］陈抗美，高晓兰．耳穴治百病［M］．北京：人民军医出版社，1993.

［6］黄丽春．耳穴治疗学（第2版）［M］．北京：科学技术文献出版社，2017.

［7］朱丹．实用耳穴诊治学［M］．重庆：重庆大学出版社，1995.

［8］薛定明．中国耳穴刺血疗法［M］．北京：中医古籍出版社，1994.

［9］张耕田．张氏耳针治疑难杂症（第2版）［M］．北京：中国医药科技出版社，2013.

［10］李家琪，李青峰，李青山．耳穴诊治与研究［M］．郑州：河南人民出版社，2018.